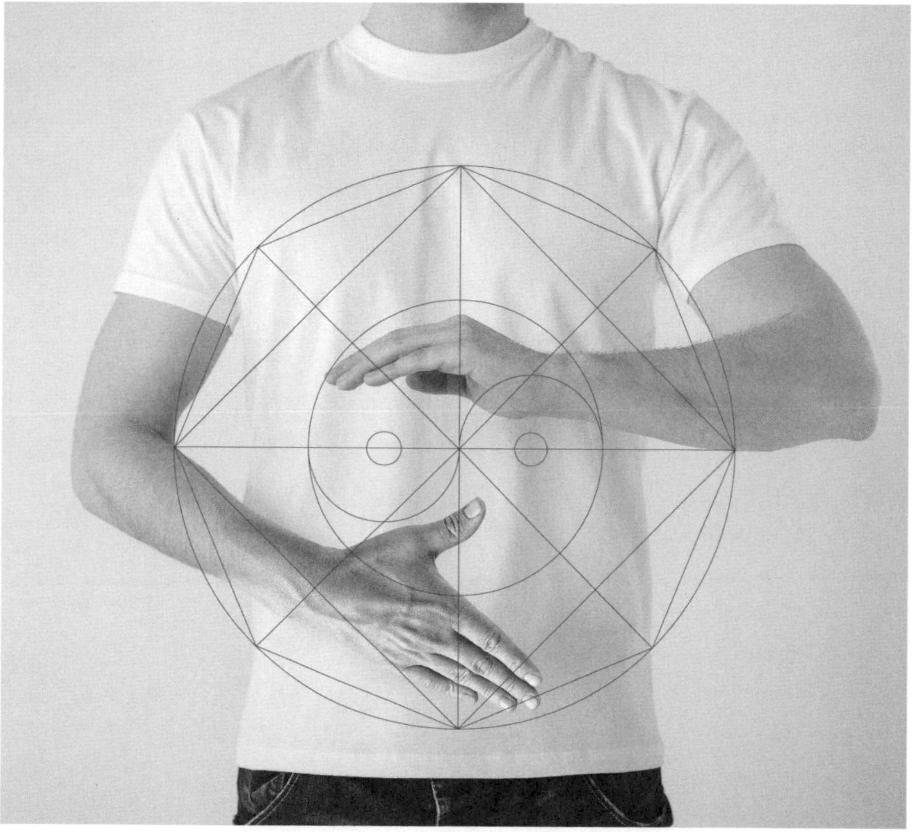

此生必學丹田拍打功（改版）

練氣養生原理實證大公開

陳永達——著

推薦序

丹田拍打讓我重拾健康

何雲生

一個人終其一生最重要的還是健康，病痛並非老人的專利，只要自己調養得宜，及早加強預防保健，必可免除疾病，延年享受有限的人生歲月，為生活增添樂趣，日子過得充滿希望。

未退休前，在航空職場裡，為了家庭妻小打拼，我經常長途往返有時差的國度，日夜飛行，造成生理時鐘顛倒，長久工作下來，身體能量不斷的損耗，累積壓力；在退休後，接觸過形形色色各種養生功，為的就是想要重拾身體的健康。

在一次社區舉辦的旅遊活動中，因緣際會認識了陳老師，經過多年的交往，了解陳老師對儒、釋、道精髓之博學獨特，對個人心性內丹練功的苦修擁有深厚紮實的根基，而這些正是我夢寐以求渴望的智慧。

陳老師近幾年積極推廣簡單易學的「丹田拍打功」，出發點純粹是為了助人養生，看到老師把這麼好用的一套養生功法，無私的、不收取任何費用的教導傳授給諸多同好及同學們，我也很樂意將學習丹田拍打功這段時間，身體內部及體能精神所反應的狀況，在此真實誠摯的分享給有緣的同好們。

在生理方面，之前由於攝護線肥大的關係，有頻尿現象，我經常半夜要起床尿尿，大大影響睡眠品質，自從跟陳老師學了丹田拍打功，持續不斷地練習後，竟然遂漸恢復正常，不僅頻尿的毛病消除了，睡眠改善了，精神體力也變得更好了。

其次，我的腸胃經常脹氣，偶有輕微便秘，也因為練了丹田拍打功，每日排便順暢，解除了肚子脹氣之苦，腸胃蠕動變好，體力也增強不少。過去感覺累了，需要長時間休息恢復，現在只要充電十至二十分鐘，便能快速恢復體力。

在個性方面，過去的我，像軍人一樣嚴肅刻板，又是個急驚風，練習丹田拍打功一段時間後，性情遂漸轉變，安詳不急躁，讓人感覺平和自在多了。

更值得一提的是，我喜歡和老友不定期相約爬山，接近大自然，呼吸新鮮空氣。過去每當爬到中段路程，就會感到氣喘如牛、疲憊不堪；如今奇妙又喜悅的，邊走邊拍，竟然不會氣喘吁吁，也不覺得累，還可以在談笑聲中輕鬆登山，山友們皆甚感驚訝，經過當場傳授，立即也能體會箇中奧妙。

在此，誠摯代表接受陳老師教導的同好及同學們，向無私、熱情的陳老師致上敬意。由於陳老師毫無保留的大方傳授，讓許多的朋友們遠離病痛，重拾健康生活。相信陳老師的新書出版後，一定能夠嘉惠更多有緣人，讓丹田拍打功融入日常生活，持之以恆保健，提升生命健康品質。願天下有緣人都能擁有健康快樂的人生！

（本文作者曾任空軍聯隊基勤大隊長、航空公司退休機師）

推薦序

簡單功法有宏大功效

陳建富

我自學醫以來，凡二十餘年，無時無刻不以梅花文武法修練身心，也將梅花文武法理之醫理運用於醫學上。每當患者有難治之症，我必定以梅花醫理與現代醫理結合，往往有意想不到的效果。

身為內科醫師，我行醫過各種階層的醫療單位，不管是在醫學中心、教學醫院、地區醫院或基層診所。在過去數十萬人次的診療中，我發現到：除了遺傳疾病與急性感染症，幾乎所有的內科疾病都是生活習慣不良所造成。這生活習慣包括「自我習慣」與「對外習慣」，和飲食、生活節奏、運動、情緒、待人接物，以及環境對待都有關係。不良習慣所導致的內臟疾病，最直接關聯的就是自律神經的失調，以梅花醫理分析就是「水火不交」。

所謂「水」，就是「北方坎水」，其支配管控肚臍以下之氣血。隨著年齡的增長，患者的身體年齡已經開始走下坡，活動上因為體能不足，下肢的運動相對減少，「性荷爾蒙」（sex hormone）的功能也下降。「性荷爾蒙」與「腎氣」是直接相關的，它能統御身體下部氣脈的運行。另外，現代社會壓力過大，失眠、「思慮」與「情志」過多，而思慮與情志過多在道家的觀點會導致「火旺」。

「心」屬「火」，水火不交最直接影響的就是自律神經失調，舉凡失眠、頭痛、頭暈、眼睛乾澀、耳鳴、暈眩、鼻過敏、口乾舌燥、咽喉處有異物感或有痰、心口灼熱、胸悶、呼吸困難、心悸、胃痛、胃酸過多、胃脹、嗝氣、肚脹、便秘、解不乾淨、頻尿、肩頸部或其他肌肉、關節僵硬痠痛等，這些疾病都是很難用藥物根治的，所以導致患者必須長期依賴藥物。若能就其理撥亂反正，反其根源，讓水火相交，這些難治之症必將痊癒。

梅花拳之方便法有二：一是回向善巧方便，二是拔濟善巧方便。陳永達先生是我梅花拳的文班前輩，其功法精湛，無時不以拔濟蒼生為念。他於本書所提倡的「丹田拍打功」便是一例。下氣海的修練是所有文武功法的基礎。拍打下氣海在醫學上最直接的好處，就是刺激腰椎、薦椎體神經與骨盆內自律神經叢。

藉由拍打，刺激體神經，可活絡骨盆腔肌群；刺激骨盆內自律神經叢，可幫助性功能、膀胱功能與消化排泄功能。同時，拍打反射機制影響會陰與骨盆，也會間接帶動下肢六條經絡的活動。這些系統以梅花醫理稱為「北方坎水」，腎主、屬陰。拍打時，若以六妙門——數、隨、止、觀、還、淨來收攝其心，如此其心識的雜染與煩惱也將淨化。北方坎水充足，南方離火自然能降伏，舉凡失眠、頭痛、乾眼、胸悶、胃食道逆流等火旺之症，當然能夠控制下來。

大道用簡，簡單的功法確有宏大的功效，本書由此方便法門拔濟眾生疾苦，其後簡論功法與宇宙真理以開發讀者智慧，其福德與智慧何其大也，故而樂為之序。

（本文作者為梅花醫學陳建富內科診所院長、前林新區域教學醫院內科部主任、中華民國梅花文武大法推展協會常務理事、內政部醫武養氣道協會創會理事長）

推薦序 打開方便入道之門

羅錦興

本書落實個人和地球環保的雙重實踐和實證，以最簡易的丹田拍打功和炁動力學的理論剖析，帶領大家沐浴在能量海來洗滌筋骨臟腑，達到身心靈的同時淨化，以體會真空妙有的奧秘。

作者運用科學推理原則，不厭其煩的介紹炁和道的理論，藉由身體力行的實驗，使大家能獲得太極放鬆等級之脫胎換骨的勇健身體（就是越老越健康啦！），更安全地進入氣功領域來體會宇宙自然的大道。本書是身心靈修為的一把實踐鑰匙，只要身體力行，就會幫您打開入道之門，了知東方身心靈科技文明的發達。

作者以簡易好學的丹田拍打功，啟動身體的能量發電機，由發電機發出能量，洗滌全身筋骨臟腑的污濁沉積，達到身體的全面徹底淨化，令人不得不佩服作者的仁心仁術。

近代二百年來，西方夾著科技強勢壓制東方，令人落入貪得無厭的物質文明，違反宇宙自然之道。如今已經明顯看到地球資源的浩劫，這是迷信經濟成長所帶來自取滅亡的後果，請大家要深思。試問大家如今為追求物質文明，不是搞得身體健康越來越差嗎？為貪得一點享受，卻要懲罰自己的健康，更破壞地球，而歐美也為推動物質文明嚐到滿身是傷的後果（債臺高築，瀕臨崩潰）。難道我們還要繼續步其後塵嗎？

東方文明不是不科學，是大家給西方科技嚇破膽而自我否定。從這本書提供的炁動力學原理，用自己的身體去做實驗，以驗證原理是否正確，這就是科學。東方文明兼顧物質和精神文明，使兩者達到平衡，以符合宇宙自然之道，讓人和自然協調共存。西方偏執物質文明，導致天平往一方傾倒，而這種傾倒，以兩個世紀的驗證才暴露嚴重的後果。我們人類存在這麼長的歷史（有記載年代至少五千年），卻在這二百年徹底破壞自然平衡，實在要猛力反省。

作者善巧方便的打造一把出入東方文明的鑰匙，請大家務必拿起這把鑰匙，嘗試打開東方文明的入道之門，為自己健康，為家人健康，更為地球健康而邁出這一步。只要您肯拿鑰匙開門，自然就會微笑，宇宙會因您的開門而得到一分平衡力量。請大家踴躍開門吧！愛您自己，愛您家人，愛我們生活的自然空間——地球！

在這裡要呼籲熟知精神文明的隱士高人，請憐憫世人且高抬貴手，接受作者的拋磚引玉，打造更多的鑰匙給世人選擇，選擇越多，越多人會學，精神文明的科學驗證就越清楚，宇宙自然就越平衡，更能創造地球的美好修行環境，實在是自利利他兩相宜！敬請接受自然的呼籲，以無所住心，幫忙打開方便入道之門！

（本文作者為醫學工程博士，中醫學博士，國立成功大學電機工程系所儀器晶片組特聘教授）

自序

尋找失蹤的智慧

陳永達

人生追求的兩大寶，一個是健康，另一個是智慧。根據中國道家修行的理論，養生健康與智慧本是同根生，養生易學，智慧難求。「得智慧便得養生」，筆者因此開始尋找失蹤的智慧，重新追蹤三千年來古聖賢智慧的教化，追尋修道的一切理論依據，再由近代科學來探討道與科學的理論關係。

首先從養生篇入門，將道家煉丹養生原理公諸於世。配合簡單易學的丹田拍打功，拍打丹田部位讓臍帶再度恢復生機，強化身體體能，增強抵抗力，以維持身體健康，達到養生的目的。一切學習過程，對身體健康沒有任何副作用。

再談到如何應用練氣的調息，吸收充沛的氧氣，配合意識能量，在身體丹田內部振動生化一股熱氣壓力，借助熱氣壓縮原理排汗，過濾體內的毒素並排出體外，淨化全身筋肉骨髓。心如明鏡台，一切智慧充滿，最後透過科學的角度舉證，認識宗教修行與科學的原理。

中國道家的煉丹養生術隱藏著一層神秘面紗。古人養生之道，以練丹田氣為重點。依道家的說法，臍帶就是生命之根，是啟動全身經脈絡穴道的源頭。

近代醫學舉證嬰兒臍帶血有再生效果，如果能拍打振動臍帶根部生熱（丹田部位），帶動臍帶恢復兒童期的腹式呼吸，可以再度活絡臍帶生機功能，減緩隨著年齡老化的速度，恢復身體穩定的再生能力及免疫功能。同時，還能恢復腰圍帶脈彈性，防止肥胖，達到瘦身效果，消除鮪魚肚，促進胃腸消化，穩固泌尿排泄系統，神氣合一抒解精神壓力，是強化體能、維持氣血循環順暢最有效的方法。

知常曰明，不知常妄作兇。——《道德經》

何謂「知常曰明」？就是人類一切生活能隨順大自然生態原理循環運作，明白宇宙大自然生態法則原理且依理行事。

何謂「不知常妄作兇」？一切生活習慣若違反大自然生態法則，破壞平衡循環運作，違反生理功能，造成身體傷害，必然有疾病凶兆出現。

宇宙大自然生命的存在，依太極陰陽原理運作所生，因此人類生活一切作息、生理循環，完全依據太極陰陽理論運作，日作夜息，陰陽調和，維持生理時鐘軌道，以平衡維持循環功能。如果違反太極陰陽法則，日夜顛倒，生理時鐘失衡，體質、氣質因而衰退，氣脈穴道調節功能就會失衡，影響身體生理功能，健康一定會出現問題。

道家陰陽理論談的是一切生機必須合乎中和之道，身體健康狀況也是一樣，陰陽不能中和必將有害。凡事福禍相依，疾病使用藥物治療，有一益必將有一害，藥補、食補能發揮利大於弊的效果，就已經要阿彌陀佛了。學中醫的人必須懂得陰陽協調中和之術，所以對於《黃帝內經》的研究，對陰陽、五行、八卦易理學說，能不能深入理解就相當重要。

自古以來，中國養生有藥補、食補的習慣，補到後來精氣雖然補足了，蛋白質、脂肪、膽固醇也隨著增加，結果成效如何？有些人不但身體健康沒改善，健康也跟著出現問題。以古代皇帝老爺為例，日常生活不知節制、不懂養生，雖然身邊御醫一大群隨時召喚，一輩子藥補、食補的結果，換來的平均壽命也只有三、四十歲。

高山叢林深處發現存在很多巨大千年古木群，會有這種現象就是該處地靈強盛，氣旺引來天地靈氣交會才培養出千年巨木。像那種天地靈氣匯聚的地方，樹根吸收力旺盛，自然隨著地靈往地心扎根，而根扎得越深，樹幹長得越高大，枝繁葉茂，樹的壽命可以長達千年。

人類氣的運作就像無根樹，練氣的原理如同樹木生長的道理。練氣從命根部位丹田處下手，丹田氣聚足，必然如樹根一般，氣同樣能從腳底往地心扎根。根扎越實，丹田氣越聚合，經脈絡通順，身體越強壯，這就是維持生命長壽、健康養生最好的方法。

次談智慧。

我不以宗教的立場，不談佛祖，不談道祖，也不談天主，著重談論聖人的般若智慧。因為得道聖人的般若智慧，來自宇宙大自然生態科學，得到修行證悟的成果。他們是成仙或是成佛，取決於修行者各人證道的領域，並非是我們這些凡夫俗子有能力討論的議題。

唐宋以來，懂得修道的人必定會選擇佛門、道家兩家之長學習禪定，不分彼此，這是依不同因緣來決定，道與佛之間沒有爭執的必要。

人類是宇宙大自然生態所生，是地球大氣層地、水、火、風元素所養，人體功能結構完全具備小宇宙的一切本能。由宇宙的軌道、程式、架構法則所生出來的生命體，從其功能架構、順著性功能導航系統，尋找出宇宙的真相，悟出宇宙的真理，透過小宇宙的開發觀察，感應大宇宙的真相，這就是聖人般若智慧的來源。

古人從修道見證中發現大自然生態出現各種現象，想盡辦法透過文字表達，結果用盡所有的形容詞，如空、無、自然、自在、平等、不二、無相、無為、不生不滅、太極、化身、法身、應無所住、一心不亂、玄妙等抽象用詞，讓無實際經歷修行禪定的後代學佛研究人員，無法領悟文字所表達的箇中奧妙。

道家真人、神仙、佛門佛菩薩的修行道路，必須要遵從「道」，觀察天地造化大自然之生態功能，求得真人善知識指導，將自己的身體當作實驗室，歷經一生努力苦修，擁有禪定功夫來淨化身心，提升身體感官性能信息為基礎，以練氣修行為手段，突破生命力的多層次變化，恢復宇宙未生前的本來真面目，最後進入宇宙不生不滅法則定律，共振同行，完成涅槃之境。

今日有機會享受聖人留下來的智慧花香，我們就要懂得如何找出這一棵智慧花果，讓自己身歷其境，感受吃到果實的味道，學會親自種植栽培這一棵無根的智慧果樹，這樣才不會辜負古聖賢留給後代人的慈悲心願。

筆者有幸身為梅花門（拳、樁）第十七代弟子，親近張武臣老師練功近三十年，從練功經歷的過程發現，一切練功過程均依循佛、道經典所說內容，完全相通；差別在於古人處在科學未萌的時代，所有大自然物理現象皆用神通來表達真理。

演變至今，科學發達，倘能著手翻譯古人修行觀念，佐證與近代科學道理相通，是生在科學興盛時代之幸，也算替古聖人做一點事，又何樂而不為？

目錄

養生篇

智慧篇

前言

孔子說：「不知生，焉知死。」六祖壇經永嘉玄覺禪師說：「生死大事，無常迅速。」請求六祖惠能替他解惑。

我的老師張武臣師父則告訴我說：「真正的生命科學，就是修道，練一口氣功，從氣功原理實驗出一個活生生的生命，從生命生理活動之中尋找出生命的真相。」

人類生命由一口氣的存在，才有生機，才有活動力。由此可見，人類在呼吸的這一口氣，所顯現出來的就是生命的重要性。這一口氣存在的依據，即說明宇宙生命力的真相；而研究這一口氣的道理，等於是在研究宇宙生命力的真理。

生死大事，是自古以來人類最想要追蹤探討的。所以偉大的宗教家從修行中追求見證悟道，了解宇宙大自然生態、生命、生死的真相，再來傳授人類應該遵從天地之道——宇宙的真理。

悟道：悟出宇宙的真理

知生才能懂得養生，必須要明白宇宙大自然生態及生命的奧妙，悟出宇宙的真理。能悟出宇宙的真理就是悟道，悟就是見自性、生智慧；能悟道、順道、尊崇道行，就是天地人三才合一。

在中國，儒、釋、道三家經典文章內容深奧難測。儒家講人道行在世間，世間道尚可理解，想要理解出世間、明白生死之道，就會出現重大困難；佛門、道家講天道、地道、人道，包括解脫道，如果沒辦法先讓身、心、靈獲得修行證果，隔離世間心，深入融合在天地道之中，與道同功、同德、同行，就想解脫世間之道，可謂難之又難。

諸法中自有清淨水，初看驚喜，再看如獲至寶，三看法喜智慧充滿。眾生想要學習追求天地道門，仍然以有障礙的六根（眼、耳、鼻、舌、身、意）知覺吸收知識學問，就想克服「色、受、想、行、識」五蘊心無明，如同想在兔子身上尋找角一樣的不可能，更何況世間心的貪、嗔、癡與執著妄想，完全障礙一切自性本來自有的清淨智慧。

三千年前的真理，今天的真理，三千年後的真理，是宇宙永恆不變的。佛教禪宗只求見性，不求見心，能參透宇宙一切性功能的人，就能悟見宇宙大自然一切真相；擁有性功能力的見性者，就是無所不通的全知識，就是先知先覺的佛、天人師。

出世間：超越六大特性生活環境的糾纏

某日找一位同事閒聊，兩個人一見面，他馬上對我說最近有在想要辦退休。我問他：「為什麼？」他回答工作很累，壓力大，儘管有十七年的佛學基礎，仍然沒辦法有效突破壓力及環境的干擾，只有提早退休，專心學佛，看有沒有辦法解決這個煩惱的問題。

聽完，我笑著對他說：「你的年齡尚不到退休的時候，再忍耐個幾年吧！」

佛教說色、受、想、行、識，此「五蘊」就是物質與能量意識的總稱，所以人類的身體就是「色」所組合的生命。身為地、水、火、風四大元素假合而成，食物是四大假合所生長，眾生生活環境也是地、水、火、風四大變化架構所形成的生命，因此人類身體出現四大質量共同的個性結晶，才會顯現七情六慾，喜、怒、哀、樂完全配合四大特性，像天氣出現雷、電、風、雲、雨一樣，這就是世間。

人類情緒變化無常，如同物理現象隨時改變它的質量關係，這就是無常關係。

六根感官有障礙，看不出無常真相，而心受六根所影響，跟著無常現象動，完全被物質假合所蒙蔽，因此六根（眼、耳、鼻、舌、身、意）知覺意識是不可靠的。六根感官出現錯覺，心就會出現情緒變化，產生誤解，這就是無明。

人類意識思想，仍然在世間中以「地、水、火、風、空、識」六大思維，思考一切人生在世間的問題，心又如何能解脫六大特性的糾纏出世間。您不能解脫六大控制，如何有能力超越六大外境所牽制的糾纏環境呢？只要能解脫六大特性，自然解脫一切煩惱，諸佛一切法讓您不假他人而自悟。

我的理論讓對方笑了一笑。想要出世間，超越六大特性生活環境的糾纏，他認為我是在開玩笑。

丹田拍打，振動循環，展現生機

道家養生修行常被人稱為練氣，練氣運氣乃遵從身體生理功能，打通經脈絡穴道，依氣的脈絡循環原理來淨身，達成修行的目的，改變身體氣質，同時轉換體質，依據氣的質量變化提升，追蹤氣動的真理，最後發現氣動的真相。

氣與宇宙能量密不可分，和氣流、重力、磁場、氣溫、氣壓、光、電等自然物理現象皆有關聯，產生冷熱、動靜等循環複雜的變化。氣的動向有順行、逆行、聚集、旋轉、分解、消失等轉換變化形式，這就是大自然物理現象。經由氣的質變、量變可以轉換成為高低密度不同的能量，產生壓力、動力、光、電之類的奇妙作用。地球大氣層、地心和人類身體氣血，完全受空氣冷熱壓力對流所影響。

天地之間，其猶橐籥乎。虛而不屈，動而愈出。多言數窮，不如守中。

——《道德經》

天地之間，大氣層內部如同打鐵用的鼓風箱原理一般，由空虛與推動之間產生一股強大風力，表現天地氣候無常的變化。這段話說明了氣的原理及宇宙大自然生機完全一致的現象，表達人類生活一切行為應該遵守中庸平衡的行為規範。

地球大氣層內部如同鼓風箱原理，出現水、火、風，動靜和冷熱互相共振、交流，產生氣壓；由高低氣壓轉換為風、雲、雨、露、雷、電的循環變化，就宛如地球大氣層內部隨時在振動，在呼吸一般。

天地出現這個現象，萬物生命才有生存成長的空間，所以人類想要懂得養生之道，獲得健康長壽，就必須觀察大自然的一切生態，從陰陽調節達到平衡共振，在振動環境中取得生機。

宇宙空間中，星球時時刻刻在交流振動，撞擊、壓力、縮收、爆炸，吸收放射電磁波。而宇宙能保持振動不息，乃歸功於性的能力建立機制，在維持大氣層地、水、火、風能量循環，保持氣候溫度、地球生態的平衡，循環過濾新鮮的空氣，展現大自然生機動力。

人類生命體內的器官、肌肉、細胞、血液，同天地一樣在振動循環，維持新陳代謝。因此，呼吸在振動，血液、細胞也隨著波動，能振動才能維持生機。養生聚氣的原理就是要提升振動，保持循環，以維持生命生機，就如同宇宙星球磁場時時在振動循環，維持大自然生態生生不息。除非性的能力已失，否則將永不停止。

丹田部位（臍帶根）是人類生命之根，是氣的能量集結最安全的部位，所以從丹田部位振動聚合能量，如同風箱幫浦原理一般，出現一股氣的推動壓力，合乎生理功能必須要壓縮振動循環的原則。

從丹田部位製造氣的壓力、熱力、溫度、磁波振動，經由一呼一吸之間，就像體內有個幫浦作用著，在胸腔、腹腔部位形成氣壓壓力，由氣的壓力擴大、縮收胸腹腔，振動維持身體生理功能循環平衡，維持一生活動力，保持身體健康長壽。

中國道家陰陽、五行、八卦法理，完全與大自然科學理論息息相關。老莊思想的智慧，從觀天文、測地理之中獲得，順從天地大自然生態地、水、火、風循環道理，學習如何養生，獲得身體健康長壽。

教育人類，依這個道的平衡軌道得到中和，從事人與人之間的生活相處，求得平衡、平等、公正的活動環境，當為一切人生處事之生活準則。

養生之道，預防重於治療

養生之道，預防重於治療，能培養丹田氣是重點。懂得如何激發生命自體潛在的免疫力、再生能力，維持身體器官正常運作，抗衡疾病、防止疾病的發生，才是保持身體健康最重要的課題。

中國人常將龜、鶴，比喻為世間最長壽的動物。烏龜在冬眠（胎息）溫養身體期間不吃食物，是屬陰性的動物；鶴有展翅飛翔、引領伸頸、氣通頸椎之功，屬陽性動物。這兩種動物一切活動隨順自然，完全合乎大自然生物生理功能，保持氣的循環運作，激發潛能生命力，因此懂得學習龜鶴養生之道的人，氣能打通任督二脈，其一生必得長壽少疾病。

人類應該明白，長期處於緊張的生活環境，經常受到外來種種情緒壓力的人，第一個受到傷害的就是引起經脈絡穴道功能失調，胸腔呼吸短促，減少氧氣吸收，損害內臟調節功能。就如同一部車子，老是走在凹凸不平的石頭路上，振動跳躍，汽車彈簧、電路就會出現問題。彈簧一旦出狀況，會傷害到車子內部結構，一切電路及機器零件受到損壞，就必須時常送廠維修。

一個健康的人不會無緣無故去看醫生，只有健康出現問題，才會尋求醫生的協助與治療，但這時候往往身心已經受到疲勞傷害，許多患者心不由己，無法控制情緒，如何能從藥物治療及專業常識來改善病痛，只能透過醫療行為暫時控制病情，再以養生技術慢慢調整，恢復健康。

因此，我們平時在生活中就要認識生理醫學結構，時時維護身體健康，學習養生調節身心，與自然界生態維持一定的平衡關係，身體自然能發揮正常功能，維持免疫力、內分泌、再生功能運作。同時，要懂得如何抒解壓力、穩定情緒，保持正常飲食、充分睡眠，呼吸清新空氣，隨時注意氣候變化，預防傳染疾病的傷害，並學習延緩身體老化等種種現象出現。

中國的老祖先老早就懂得養生方法，能照著養生功夫做長期的訓練，就能保持健康延長壽命。不懂養生的人，健康就會出問題。對一位懂得修行的人來說，養生功法是最簡單的基本功，只要依生理功能做幾種動作，如同體操一般，每天恆心練習，越練越熟，就能讓您永保健康長壽。以前王永慶先生不也是只學了一套毛巾操，半輩子就用它來保健養生。

對工作忙碌的人來說，平時很少運動，等到退休以後，想要運動又不懂養生法，有些人乾脆花錢上健身房，有些人就到郊外爬山、健行、慢跑。但往往因體力過度消耗，不懂得控制運動量，精神、體力越來越不繼，甚至受到運動傷害，骨關節出現問題，反而大大損害身體健康。

總之，羅馬不是一天造成的，保固生命要靠平時的養生功夫，只要每天花一點時間，勤做練氣功課，不但能充沛氣血、強化身體，保持身材不變形，還有延緩身體機能老化等功效。

養生篇

第一章：實證分享

某日，我造訪台北市松山區一位在教外丹氣功的好朋友，當時他正在活動中心上課教學。

這位何老師一見到我，馬上就笑著對學生們說：「現在你們正在學習的是外丹功夫，今天來了一位內家功夫高手。來吧！大家難得有機會當面向陳老師請教，千萬要好好把握。」然後回頭邀我露一手內功學，希望讓在場學生從我身上得到一些好東西。

由於盛情難卻，當下我就將梅花拳練拳功架裡最有實力的築基功夫，依道家丹道學太極陰陽動靜原理取出的，最方便、最簡易、對身體健康最有幫助的一項「丹田拍打功」傳授給他們。

教學後一個星期，我再次造訪何老師，想要了解學生們拍打丹田氣，有沒有拍出心得與成果，並希望他們有任何疑問都能踴躍提出。然而，經過我側面了解，有部分學生之後的確有在做練習，但是也有一些人並不相信我的說法。

實證1 開發潛在體能，登山不喘氣，健行不易勞累

當場舉手的學生中有兩位男同學，一位是住在台北市松山新城的蔡姓同學，另一位邱姓同學則是松山區某一鄰的鄰長，他們站出來用很得意的表情，大聲跟其他同學分享自己的心得。

「陳老師，我們每天早晨都有爬四獸山的習慣，最近幾次爬山都按照老師您教的步驟方法，一面爬山，一面挺著下腹部拍打丹田氣。結果發現效果很明顯，在拍打中轉成腹式呼吸，肺活量和體能有增強現象，爬山速度也比以前快又輕鬆。」

他們用「真神奇」來表達，爬到山頂才發現，以前爬上來都會很喘，今天卻完全不喘不累；回頭一看，平時爬山的同伴們都落在後面休息，體力有明顯落差，就是跟不上來。還說他們自從學習拍打丹田氣之後，身體常常會出現熱熱的感覺，體能及精神都比以前好，工作中不易生勞累。

我笑著對他們解說原理。

「你們以前爬山時，丹田部位腹腔空間的幫浦功能不開，吸收氧氣用的是胸部，不是腹部呼吸，胸腔幫浦的壓力不足，且胸腔離口鼻空間距離比較接近，呼吸氧氣一出一入來回時間短促，吸取的氧氣量不夠供應爬山時消耗的體能，身體就很容易出現氣喘與勞累的現象。

「以前你們爬山的時候，眼睛神光不懂得回收，將意識能量留守在丹田處儲藏。而爬山往往需要消耗大量體力，一旦體力過度消耗，神氣體能都會跟著流失，這就是神氣沒有聚守在丹田的原因。

「現在教你們拍打丹田氣，利用拍打振動腹部，將腹腔幫浦空間擴大，同時恢復兒童生長期的腹式呼吸。口與腹部之間來回距離長，腹腔空間寬長，呼吸一出一入，幫浦擴張力與範圍加大，再加上拍打丹田的時候，自然將意識守住在丹田，神氣不外露，促進呼吸氧氣，吸收力充足，所以你們的肺活量及體能比以前增強許多，爬山時才會不覺得喘。」

況且爬山時雙腳在用力，陰竅、會陰穴與湧泉穴自動會打開聯結，一致流通，加上拍打丹田氣，往後灌到命門穴，氣一旦集中在丹田，力量負荷在腰部下半身，上半身就會覺得很輕鬆，體力充沛，爬山自然不易勞累，一路走回家感覺神清氣爽，心情舒暢，快樂逍遙。

再者爬山容易身體生熱出汗，氣如果能聚集丹田，經拍打振動，從臍根內部發揮熱量的滲透力，把體內污濁的壞細胞、積累的抗生毒素，以及存留在筋肉骨髓的有害雜質，隨著汗水一一排出體外，再經過排汗散熱循環效果，就能加速身體新陳代謝，防止腫瘤細胞增生，囤積在體內搞破壞。

後來陸續有多位學生也都回報證實，爬山時一邊拍打丹田氣，確實能讓體力增強，提高肺活量，達到不勞累、不喘氣的好效果。

像是有一位平時寡言的女同學，每次來上課都很少跟同學交流。有一次上完課，突然滿臉笑容的跑上前，對何老師描述她去登山的過程中出現的奇妙現象。

她先是向何老師招認，說儘管跟我學了丹田拍打功，但她其實不很相信大家所說的功效，而且也不在意這些，所以沒有很認真在學習拍打。週末假日，她和老公約了幾位同事，攜家帶眷去北投爬中正山。一到山下，發現山高路陡，光看那階梯就讓人腿軟，突然想起我之前教她的丹田拍打功，心想乾脆利用這次爬山機會，試一試拍打丹田，看有沒有大家所說的那麼神奇。

這位女同學回憶當時的狀況。

「我從山下就一路拍打腹部丹田，感覺腹部好像隨著在呼吸，腳的力道及肺活量突然增強，氣血通順，身體發熱。登山過程雖然還是有些吃力，但是不會覺得喘，走起來很輕鬆。老公、兒子發現我那天的狀況特別好，爬山不但不會喘，在半路上也沒提說要休息，最後爬到山頂也不顯累。

「父子倆覺得很奇怪，注意到我一面爬山，手一直在拍打肚子，就向我追問原因。後來我將自己一路上的體驗跟他們分享，老公和兒子聽完才恍然大悟，發現原來丹田拍打功有如此功效。」

實證 2 推動氣血循環，消除四肢冰冷現象

已退休的何先生是空軍聯隊基勤大隊長退役，之後仍然在民航公司當機師，他是我已經認識兩年多的好朋友。

以前他從南京東路五段的住家，步行到松江路行天宮圖書館，來回走過一趟，回家後總覺得很累、想睡覺。自從跟我學習拍打丹田氣之後，有一天突然跟我說：「陳老

師，我現在從行天宮來回家裡一趟，已經不像以前那麼疲累了，回到家精神仍然好得很；而且過去冬天一到，腳趾頭冰冷的現象，今年已經完全消失了。」

何先生還向我透露，說他夏天有洗冷水澡的習慣，今年按慣例在洗冷水澡時，發現丹田部位會自動出現一股熱氣能量，往後通到背部對抗冷水的寒氣，也不像以前皮膚會起雞皮疙瘩。

此外，出外辦事若過度操勞，只要在公車上閉目休息十分鐘，馬上就能恢復精神，體力方面也獲得改善，完全跟沒拍打以前差別很大。

我聽完覺得很高興。因為何先生畢竟也有些年紀了，氣血循環力道總是不比青壯年時期，血液循環傳遞也沒有年輕時旺盛，一旦氣血流通受老化、肌肉萎縮的阻力所影響，體內經脈絡穴道慢慢被封閉，失去調節平衡功能，身體健康一定會出問題。

他聽進了我的建議，天天勤於拍打丹田，達到氣聚、固守丹田儲存的目標，再度喚醒臍帶根的生機功能，推動氣血循環，滋潤肌膚、回復彈性，恢復經脈絡穴道功能運作。只要隨時保持旺盛的丹田氣，帶動血液正常循環，就能維持體內免疫系統再生能力，強化身體防禦機制，達到養生保健的目的。

像何先生這樣持之以恆，平時就懂得拍打丹田，儲備氣能，隨時就有丹田氣可使用。讓丹田發揮臍帶再生能力，恢復生理機能運作，氣脈自然能滲透、打通經脈絡穴道及周圍神經叢，傳達到全身及四肢末梢，當然腳趾頭也不再冰冰冷冷的。

丹田氣充足，不管練習靜坐或太極拳、有氧舞蹈、慢跑、拍打等，都能藉丹田氣疏導氣脈循環，讓全身發熱排汗，清除體內任何污濁氣。身體若遇到外來寒風、寒雨、冷水侵襲，丹田氣也會馬上發揮功能，出現一股熱能來抗衡寒氣。

工作過度、感覺很疲憊時，只要意識放空，閉目養神，在很短的時間內，精、氣、神就會自動匯聚丹田臍根部位，迅速補充體能、消除疲勞。

今年春節剛過後遇見何先生，一見面，他滿臉興奮卻又帶著疑惑的向我問說：「陳老師，之前某一天，我斷斷續續練習拍丹田氣約有兩三千下，還在睡前又做了七百下，當下覺得身體很舒服就跑去睡覺。經過約一小時後，睡夢中突然感覺丹田部位像被電到一般，不知是否正常現象，會不會對身體有害？」

何先生形容當時那股觸電感，像丹田出現一股熱氣流，往後面尾閭穴部位衝，感覺很像被靜電電到，熱熱麻麻的，身體接著出現從未有過的舒服狀態。

第一次遇到這種現象，令他既興奮又擔心，無法判斷是好是壞，只得馬上起床拍打丹田，揉一揉腹部，照我平常教他穩定氣路的方法，想讓氣往腳底湧泉穴方向走，經過一段時間，才慢慢把熱氣流疏散到腳底。

聽完他的說明，我對著何先生說：「您的機緣很好，這是一陽來復初期的短暫現象，練氣功的人能得到真陽氣時將如獲至寶，也是難得出現的大好機緣。可惜您的功力、經驗不足，沒能把握住這個練功的絕佳時機，盡可能吸收天地磁場，儲存守穩守住在丹田。但是才短短的一年多，您能練出這個成績，可見對氣的動向已經能掌握訣竅，丹田氣能獲得轉頻，具備儲電能力，才有一陽來復如此成就。」

實證 3 增強體力，改善腸胃消化

高太太學習丹田拍打功有半年的時間，她徹底將拍打融入自己的生活，隨時想到就拍一拍，明顯感覺腸胃消化問題獲得改善，體力也比以前好很多。

她說自己時常搭乘台北捷運，為了訓練體能，從來不靠手扶梯上樓，都是一面拍打丹田慢慢爬樓梯上去的。同時，高太太每天要負責帶三個小孫子，有時候難免會覺得疲累，每次累了就馬上拍打丹田，效果都很好，所以她算是已經拍出心得，對丹田拍打功信心十足，讚譽有加。

實證4 解決攝護腺肥大的排尿困擾

某一學生說出一段在生活中長期困擾他的經驗往事。他說自己這幾年苦於攝護腺肥大的毛病，每次上小號的時候都覺得很痛苦，排不出尿液，還常會滴濕褲子、鞋子也必須時常更換清洗。

由於膀胱無力的關係，晚上睡覺經常要爬起來上廁所，長期下來實在苦不堪言。自從接觸丹田拍打功，剛開始練習就漸漸出現效果，而在持續拍打半年之後，排尿狀況已經完全恢復正常。

他很高興的跟我說：「陳老師，您真的是功德無量！這件事已經困擾我很多年，我一直都不好意思跟別人說，生活和睡眠品質也大受影響，還好有您教我練丹田拍打功，改變了我整個人生，我現在才敢跟您報告這件事。」

「這只是舉手之勞而已，何來功德之有。」我替這位同學解決多年困擾感到開心，卻不敢居功。

因為，最重要的是他有抓到拍打要領，有毅力、有恆心，肯堅持下去，才能找回自己的健康。

便秘、消化不良的毛病都沒了

另外一位身體圓胖的謝姓女同學，也高興的跑過來分享她拍打的經驗。

「老師，我依照您教的方法拍打丹田氣，才拍打一星期而已，馬上就瘦了兩公斤，便秘、消化不良的老毛病，也都沒有再發作了。只是一個很簡單的拍打動作，為什麼會這麼神奇？」

看這位同學一臉興致勃勃，急著想知道箇中奧妙，我也很直率的回答她：「教妳拍打丹田氣，把精神意識都集中在臍帶根部位，肚子怕痛，一拍打下去，腰部及帶脈馬上用力相頂，手與肚子互相撞擊，丹田周圍神經就會縮收。每拍打一下丹田，神經就縮收一次，而肚子縮收、腰部變結實、帶脈恢復彈性，腰圍自然也就跟著縮小。

「丹田氣振動，連帶腸胃也跟著蠕動，發揮整腸消化作用，排解積壓的食物毒素和氣體，緊縮膀胱、子宮，恢復彈性，防止子宮下墜。妳只要每天繼續拍打，保證後半輩子健康又長壽。」

還有隔壁年近八十歲的老太太，也跟我抱怨說消化不好，大便經常大不出來，到處看醫生吃藥都沒效。後來我教她拍打丹田氣，才沒過幾天，她就來跟我道謝，說醫生治不好的便秘，已經完全通暢無阻。

實證 6 皮膚恢復光澤，展現窈窕曲線

過了幾個星期，我又去觀察、詢問學生練習的效果，想了解有沒有其他最新進展，卻發現他們比以前進步，身體更健康。尤其謝姓女同學在改善胃腸消化問題後，皮膚潔淨明亮，臉部也出現光澤，整個人看起來變年輕了。

她邊報告還大剌剌地要我摸摸看，想證實她的皮膚真的有變好。我當然不可能動手，表示用看的就知道了，同時也肯定她的努力，使丹田臍帶根再度出現生機，排除胃腸積留的毒素氣體，新陳代謝恢復正常功能，皮膚才會重現光澤，而這些都是勤快練習丹田拍打的成果。

三個月後，謝姓女同學圓胖的身材變結實，體重減輕，圓桶腰出現曲線身材，活動力由散漫轉變為活耀積極。

看到她一天比一天更亮眼，讓那些原本抱持懷疑態度的同學們，也慢慢開始生起信心來，從此加入拍打丹田氣的行列。

實證7 改善婦女頻尿、尿失禁

三重市有一位陳女士，幾年前子宮切除後，感覺膀胱無力，半夜時常起來上廁所。我教她練習丹田拍打，經過兩星期後，再跟她約見面，她回報夜間頻尿現象已完全改善，體能增強，精神也比以前更加充沛。

練習滿三個月，她的小腹變結實，腰圍縮小。對身材回復年輕時的尺寸，以前舊褲子能夠再拿出來穿，陳女士顯得既開心又滿意。

只是陳女士練習將近八個月時，發現雖然泌尿問題解決了，體力也比以前好，但是胃酸的老毛病還在，問我是什麼原因。

當時我要求陳女士現場拍打給我看，結果發現她拍打的部位有些偏差。經過我當場指正後，繼續拍打丹田一個月，後來回報說胃酸的老毛病已經痊癒，從此她對丹田拍打信心大增，本來每天拍打二十分鐘，現在已經增加到一小時。

另外，天母有位八十多歲的陳老太太，平常難得有機會出門玩一趟，因為路上老是急著要上小號，平均玩一天要跑六次廁所，而且每次都有尿失禁的現象。在我的指導傳授下，老太太每天耐心的拍打丹田，經過兩個月之後，尿失禁問題已經可以控制得很好，從此出門在外不必再為泌尿問題所擾。

實證 8 消除胃部脹氣不適

金控公司陳經理患有腎臟疾病，必須時常洗腎並配合藥物治療，但因為藥物副作用的關係，讓他常感覺胃脹脹的，很不舒服。在跟我學會丹田拍打功後，自己練了一段時間，胃部脹氣的問題已經解決，身體健康情況也日漸好轉。

實證 9 腰圍縮小，改了十九件褲子

還有一位女同事，也是拍打丹田約三星期，小腹變結實，腰圍縮小，把原本封箱、二十年前的好衣服拿出來試穿，發現自己居然還穿得下，簡直高興得不得了。

兩個月後再遇到她，她笑著對我說：「陳老師，謝謝您教我拍打丹田氣，最近這段期間腰圍縮了三公分，一些質料好的褲子都要改過才能穿，算一算我一共改了十九件長褲。另外有件事讓我很後悔，以前我最喜歡的一件旗袍在幾年前送人了，如果有留到現

在，以現在的身材一定可以再穿上。」

同時，這位女同事也把丹田拍打功介紹給她弟弟，結果弟弟圓胖的腰圍據說也真的縮小了。

當我在聽她描述時，心裡其實在想，修改到十九件褲子，實在是有一點誇張，不過也替她感到高興，省了一筆治裝費之餘，也為地球環保盡了一份力。

實證10 排解累積在腸道的毒氣和宿便

金控公司退休的藍經理，和我在某次聚會時碰到面，我看他精神不振，氣色也不好，問他是不是哪裡不舒服？他回答說最近胃腸不好，肚子時常脹脹的，食慾不振，整天無精打采，去看醫生吃藥都沒有起色。

我當場指導他練習拍打丹田氣，要求他每天拍打兩千下以上，一週後再相約檢驗拍打的成果。

隔了一星期，我們再次見面。藍經理面帶笑容，臉色已經恢復光潤，一看到我就直道謝。

「感謝您做了一件好事，自從您教我拍打丹田氣之後，我每天拍打超過兩千下，沒想到第三天突然急著上廁所，將所有累積、阻塞在腸道的毒氣和宿便，全部都暢快的排泄出來。哇！感覺超舒服的。」

另外一個有趣的例子，發生在同樣金控公司退休的陳處長身上。她大約在四十年前曾因胃病住院三次，也動過三次胃部手術，之後胃病雖然好了，但胃腸消化功能卻比正常人差。

在一次會面的機會，我教陳處長拍打丹田。她回去後連續拍打兩星期，效果卻沒其他人那麼明顯，直到過了第三個星期才出現。

她說那天她搭高鐵到台中找姊姊，反正坐在車上無聊，一路上就在拍打丹田，持續大約四十分鐘。一到下午，突然放屁放個不停，在跟姊姊碰面時，只好刻意拉開一段距離，不敢太過接近她。

姊姊問起原因，知道妹妹原來是因為放屁，不敢太靠近自己，而那味道雖然不好聞，卻表示妹妹腸胃已恢復消化功能，把腸道累積的濁氣全都排出來，姊妹倆因此都為丹田拍打的奧妙感到驚奇不已。

地中海貧血的自癒奇蹟

有一次在民生社區伯朗咖啡店喝咖啡，教外丹功的何老師以慎重的表情對我說：「陳老師，您教我的學生拍打丹田氣，雖然只有短短的半年時間，卻幫了這些學生很大的忙。除了改善謝姓女同學地中海貧血及腸胃消化問題，今天還有一位女學生跑來偷偷告訴我，她以前每次打噴嚏的時候，尿道總是會跟著滲出尿液，自從學習拍打丹田氣以後，這個讓她覺得很難堪的情況已經完全消失。」

談到謝姓女同學的地中海貧血出現改善的跡象，讓我感到好奇且高興。不過為了慎重起見，一星期後，我還是找了個時間親自去問她本人，想了解謝姓女同學實際所面臨的狀況。

聽了謝姓女同學的說明，我才知道她是年輕的時候懷孕，檢查出自己罹患地中海貧血，之後每三個月都會去追蹤檢驗血紅素值，但每次血紅素值都維持在五、六之間，從來沒有超過七以上。在拍打丹田氣三個月後，她再次去檢驗血紅素值，沒想到居然發生奇蹟，血紅素值上升到一〇．二（標準值是十二）。

我聽到這裡，也覺得驚奇，就對謝同學說：「第一次血紅素值達到一〇．二，是不是檢查儀器出現問題？妳繼續拍打丹田，三個月後再做一次檢驗，如果血紅素值還是維持在十以上，才能證明妳的地中海貧血真的有改善。」

三個月後檢驗報告出爐，血紅素值仍然是維持在十點多。又經過三個月，她的檢驗報告顯示血紅素值竟然已提高到一〇．八，可見謝同學體內免疫系統的造血功能已經逐漸恢復，而這才是令謝同學最感到高興的一件事。

地中海貧血是一件個別案例，也是一項奇蹟的實證。身體抵抗力的增強，出現快速的自療效果，真是超出我個人的預料。如果台灣醫學界能重視丹田拍打功所引發的奇蹟，或許應該成立一個醫學實驗中心，在有系統、有計畫的追蹤之下，若能透過長時間的實驗獲得證明，預料將是未來醫學界的一大新發現。

實證12 改善失眠，一覺睡到天亮

家住台北市光復南路的田太太，是我以前同事的太太，個性開朗活潑，在一次見面的機會，跟我聊到有人教她用雙手拍打小腹兩側可以瘦身。由於她平時就喜歡運動，為了減肥，每天晚上都在國父紀念館，一面健走一面拍打，固定繞行館區周圍五圈，結果卻發現一點效果都沒有。

我聽完之後就跟她說，學習拍打要懂得拍打要領，拍打小腹兩側效果不彰，還當場示範教她拍打丹田氣，要她依我教的方法去拍打，並且要求她試著每天早晚做練習，利用在國父紀念館健走時，拍打丹田氣三十分鐘（約三千下）。

經過一星期後再次見面，田太太馬上向我報告她的拍打心得及成果。

「陳先生，我認識您那麼久了，為什麼不早一點教我啊！真沒想到您教的丹田拍打，居然能在短短一、兩天就把我的失眠問題解決了。以前我每晚睡覺總要折騰一、兩個小時，翻來覆去都睡不著，但是很奇怪的，自從我開始拍打丹田氣之後，第二天才躺到床上就馬上睡熟，一覺睡到天亮。而且時常脹肚子、便秘的情況，現在也已經不再發生，連跟我一起健走拍打的王姓朋友，也覺得最近排便狀況很順暢，這個丹田拍打功實在太好用了。」

我仔細問她拍打的時間和過程。她回答說：「每天早上送老公和小孩出門後，一個人在家無聊就看電視。利用看電視的時間，我就依照你教的拍打方法，一面踏步一面拍打丹田氣，進行約二十分鐘。晚上到國父紀念館健走，一邊拍打丹田，每天走五圈。平時在馬路上行走，也都有在拍打。」

聽了田太太的說明後，我接著回答她的問題。「拍打丹田氣有生理依據，一定要懂得拍打要領。在我所教的學生當中，妳算是最用功的了，我要求學生每天拍打三千下，依妳剛才的說明，我估計至少有拍打五千下以上，以妳的認真實在超乎我的意料。

「我們在做丹田拍打時，氣在丹田周圍振動，能夠有效排解腸胃裡的廢氣毒素，強化免疫力，幫助消化系統恢復正常運作，自然脹肚子、便秘問題就不會再出現，這部分很多剛開始拍打的人都有同樣體驗。但是改善妳的失眠這一點，我就必須要特別再另外說明。

「其實我的學生裡也有幾個有失眠問題，因為年紀大，睡眠淺，常被外面的吵雜聲給吵醒。在拍打丹田氣一段時間後，躺上床感覺心靈安穩，再也沒聽說有人睡不著覺，大部分都是一覺睡到天亮。

「人類晚上睡不著的原因，往往跟生活習慣不良，以及年老生理現象退化有關。工作過勞，精神過度消耗，腸胃消化系統出問題，元神處於空虛狀態，心靈無法安定，也都容易造成失眠。例如：每天超時加班的電腦工作者，常在夜店流連、跳舞歡樂的人，賽前過度緊張、勞累的運動家，以及經常熬夜打電腦、打麻將的人等。

「妳可以想想是否該調整自己的生活習慣。日常生活不規律，不懂得保養自己身體，精、氣、神過度耗損，氣血循環受阻，元神得不到安穩，失眠當然會找上妳。但妳這一星期很認真在拍打丹田，每天固定儲存精、氣、神，補充丹田氣，神足就能保護元神，恢復心靈安定，這就是妳這幾天一覺到天明的最大原因。」

每日拍打數維持在三千下，可以收到養生保健的效果。持續拍打一個月之後，胃腸內累積的有毒色素、香料、脂肪，會隨著大小便、汗水一一排出，幫助血液循環正常運作，體內一切器官功能無障礙。如此一來，體能增強，睡眠充足，皮膚變得光潤、有彈性，外表看起來更年輕、更有活力。

實證 13 疏通阻塞氣血，幫助舊傷自癒

跟田太太一起健走拍打的王小姐，我原先並不認識，只聽說她跟著田太太在做丹田拍打，每天拍打約五千下，腸胃不適的問題全都解決了，臉部氣色也恢復紅潤。而經過三個星期的拍打，親身體驗多方面的奇效後，她也開始熱心鼓勵身邊的親朋好友一起來學習丹田拍打。

同時，王小姐也對丹田拍打的療效感到好奇，還特別拜託田太太介紹我跟她認識，

說她有幾點疑問想要當面向我請教。

原來王小姐的小腿曾經受過傷，現在雖然已經不痛了，但她感覺舊傷尚未痊癒，以後有再復發的可能。因為經過三個星期的拍打，她發現小腿舊傷隱約出現痛感，卻不知道是什麼原因。

我聽完就馬上回答她的問題。

「妳的小腿受過傷，瘀血積在裡頭，暫且不發作。連續做三星期的丹田拍打，丹田氣增強，必定會往腳底滲透到湧泉穴，現在氣正在打通妳過去受傷的部位，才會出現微痛的感覺，等痛感消失了，舊傷自然就會痊癒。」

實證 14 甲狀腺亢進患者的期待

田太太的鄰居李小姐，三年前罹患甲狀腺亢進，目前仍在吃藥治療中。李小姐每天除了吃抗甲狀腺藥物，還要吃安眠藥才能入眠。但她即使吃了安眠藥，每天晚上還是要到三點以後才能入睡，隔天起床都已經是中午了，長久以來生活不規律，精神萎靡不振，非常辛苦。她特地找機會向我請教，拍打丹田對甲狀腺亢進有沒有幫助？

我給她的回答是：「丹田拍打並不是治療行為。拍打丹田氣可以增強抵抗力，激發自體免疫系統，幫助完成自療效果，恢復身體健康。但妳是我遇到的第一位甲狀腺亢進患者，之前沒有收集到這方面的實證，但妳可以自己試著拍打看看，我想應該多少會有些改善才對。」

李小姐聽完我的說明，接下來一個多月，每天勤練拍打一小時，總算最後還是有所收穫。我所得到的信息報告是，她雖然還在吃抗甲狀腺藥物，但是已經可以停止服用安眠藥，每天晚上到一點就可以安心入眠。我相信只要她持之以恆，每天拍打丹田氣，期待三個月、半年後，甚至是一年後，她的身體狀況一定會越來越好。

實證 15 保固生命，安定元神

當過空軍聯隊基勤大隊長的何先生是我的好友，我們都在固定時間喝咖啡、談養生、論佛道，他不但因此改善體質，增強體能，還吸收了不少養生專業知識。他的年紀約六十多歲，體能已在慢慢退化中，一些老人疾病也陸續出現，所以每次談到養生問題，他的感觸總是特別深刻。

他曾經很感慨的對我說：「陳老師，我現在練丹田拍打，不但體能改善很多，這一段日子以來，心靈也出現前所未有的平靜與和諧。如果我能提早十年遇到您，跟您學習丹田拍打的養生功夫，我相信今天身體狀況絕對不一樣，不會像現在這樣情緒不穩，充滿了無力感。」當時他的語氣似乎很遺憾，更後悔在歲月中不知不覺地流失健康。

我記得自己那時候是這麼對他說的：「的確，四十歲的人就要懂得開始學習養生法，正視六十歲以後勢必面臨身體衰老退化的問題。您今天雖然起步晚了一點，只要有恆心，恢復體能，猶時未晚。」

練習丹田拍打，只要維持半年以上的時間，持續不斷，慢慢累積、聚合丹田氣，心靈也會隨著拍打節奏得到平衡。此刻，全身氣在丹田獲得平衡，心靈隨著氣的平衡深入安定狀態，這些效果的出現，絕對是再多金錢也買不到的。

可惜要求人人從四十多歲就開始學習保健養生，這種話說出來沒有幾個人聽得進去，更遑論去注意到這句話的重要性。畢竟以四十多歲的年紀，工作事業可能正在蓬勃發展，沒多少人重視退休後的健康問題，甚至根本也沒有這種閒工夫去理會。

在日常生活環境中常會有些突發狀況，讓身體氣機受到干擾，呼吸急促而浮動，氣浮上升擾亂壇中，引起心神不穩定，魂魄不能固守，表現出驚慌、緊張、急躁等情緒反應。這時候只要馬上拍打丹田氣，氣歸守丹田、命門、陰竅、湧泉之間來回固守，自然很快就能調節氣息，緩和穩固陰竅魄體，降伏浮動不定的心神，重新恢復穩定狀態。

舉個實證來做說明。

我認識一位金控公司陳姓協理，因為有脊椎疼痛的毛病，多年往來醫院復健，一直不敢動手術。但由於脊椎疼痛，影響氣的流通，心神不穩定，時常表現得心浮氣燥、坐立不安。

退休後有一天遇到我，他把自己的情況都跟我說，我就教他拍打丹田氣，恢復用腹腔呼吸。十天後，我問他拍打丹田的效果如何？他的回答是有改善很多，最近仍持續努力中。

有一天正好是星期假日，開車途中聽到警廣訪問一位台大醫院的醫師，有關精神緊張、受到壓力，出現憂鬱病症該如何治療的問題。從受訪醫師口中竟然說出抒解壓力最好的方法，就是學習腹式呼吸，恢復情緒的平穩。由此可見，現代醫學已經認同、支持深呼吸有抒解緊張情緒的療效，這完全是應用呼吸力，調節平衡全身氣息，以抒解情緒壓力。

不過，已經習慣以胸部呼吸，要調成腹式呼吸，是一項困難的動作。剛開始學習腹式呼吸，必須要有人隨身指導一段時間才能習慣。如果能改成學習拍打丹田氣，依我指導的方法，持續拍打一段時間，自然而然就會習慣腹式呼吸，既輕鬆又方便。

人類最自然的免疫功能，就是從身體內部建立自信，集結意志力克服一切外來的情緒壓力。而宗教信仰的優點，就是能發揮人類最自然的免疫功能，利用信仰正面禱告的精神力量，喚醒出一股堅定明智的意志力，來克服一切情緒壓力，度過難關，最後得到順利平安。

以上舉證的內容，都是經過長期追蹤所收集到的實際案例，絕對真人真事，完全禁得起驗證。尤其是改善胃腸消化問題，約有五十個學生可以做證明。他們利用拍打振動，幫助胃腸蠕動，把吃進的食物消化後，遺留在體內的有毒化學色素、香料、防腐劑，經由糞便完全排出體外。這種現象等於是設立一個身體健康免疫中心，每天時時過濾、篩檢、清除體內的有毒物質。

利用丹田拍打功，催動臍帶再生能力，快速恢復身體機能，抒解精神壓力，改善胃腸消化系統，恢復泌尿系統功能，是最簡易、最快速、最有效的養生方法。經過我長時間的驗證結果，發現五、六十歲以上的人最容易感受到它的效果。

三年前，我開始在推動丹田拍打功的時候，就連我自己的母親也抱持懷疑的態度，認為只是拍打肚子而已，怎麼可能對身體健康有什麼幫助。經過半年之後，透過我的妹妹親自實驗證實，拍打丹田氣，的確可以改善消化、泌尿問題，我的母親才終於願意相信，開始跟我學習拍打，她的排尿狀況也因此恢復正常。回想起來，當時推展丹田拍打功的過程，確實不是很順利。

另一個難以推動的原因，出在我的同學、同事、朋友當中，有不少男性對拍打丹田有所忌諱，認為拍打肚子就能恢復身體健康，令人難以置信。再則他們認為爬山或在路上行走，用雙手拍打肚子，實在很不雅觀，有損男性的顏面。不然就是人類天生的懶惰習性作祟，缺乏恆心，拍打一天休兩天，火侯不足，自然難成氣候。

其實利用早晚在公園散步的時間，以及登山健行的時候同時拍打丹田，既方便又可以節省時間，適合現代人忙碌的生活步調，而且又不用擔心有副作用，這種養生方法實在是很值得推廣。

相較起來，女性的接受度就比較高。因為拍打丹田不必花錢，又能有效幫助順利排便，清除體內毒素，達到瘦身效果，皮膚氣色也會變好，保持外型年輕亮麗，對愛美又重視健康的女性來說，自然比較容易接受，也多半會願意嘗試。經過幾個星期的測試，每個人都親身體驗到它的效果，最終也不得不相信丹田拍打功的神奇功效。

自從拜訪何老師所帶領的這一班學生，教導他們學習丹田拍打功開始，我才得以掌握這麼多驗證的機會。聽到每位同學回報分享測試結果，看到他們臉上開心的笑容，每天都在固定時間認真拍打，身體變得越來越健康，氣色越來越好，而且也都樂意介紹親朋好友學習，共同推動這個神奇的丹田拍打功，我真的感到很欣慰，更希望這個不用花錢、可瘦身又保健康的養生法，能夠透過拋磚引玉，推廣給社會上更多人知道。

第二章：丹田拍打功介紹

拍打動作簡單易學，如拍打小鼓一樣的輕鬆。以意識帶動拍打功，手指拍一下丹田，就能振動補充一次氣能，拍打百下就補充百次氣能，利用振動充電原理，越拍打，氣就越旺盛，完全沒有副作用。

丹田拍打功步驟

❶雙手手指微張，手指著一點力量，左右兩手輪流拍打小腹中心位置。大拇指貼肚臍眼上方，拍打約三公分範圍；四指微張在臍帶眼下方關元穴，拍打下腹約六公分範圍。

（請參考「手勢示意圖」及「正面拍打示意圖」）

❷拍打時，眼神意識守住在丹田部位，先吸飽氣，小腹如小鼓鼓起，閉氣七秒，同時在

下腹部接受五個手指拍打十四下，上半身放輕鬆，下半身紮實，小腹聚氣飽滿。**（請參考「側面拍打示意圖」）**

❸初學者施力不可太重，五指如同在拍打小鼓，像蜻蜓點水一般，擊出振動力，就是拍

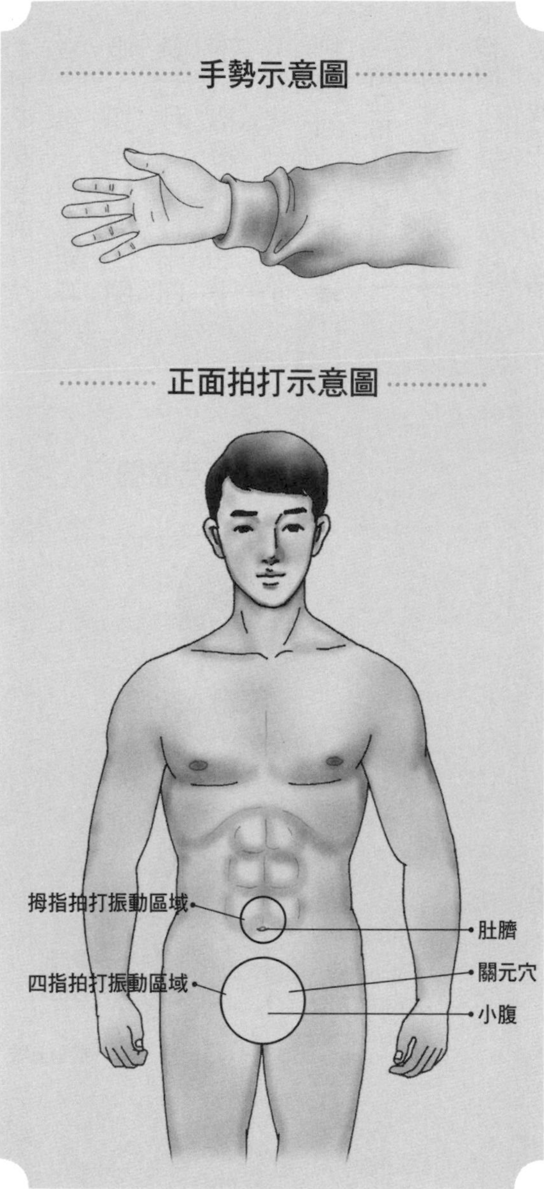

打技巧的重點。完成之後，再重新呼吸，換一口氣，閉氣七秒，拍打十四下，持續練習二十分鐘，一天最少拍打兩回。**（請參考「站立拍打示意圖」）**

初學者剛練拍打不習慣，沒有節奏感，成效比較差，所以必須閉氣七秒再拍打。

持續拍打一段時間，慢慢習慣之後，手自然能與意識配合，拍

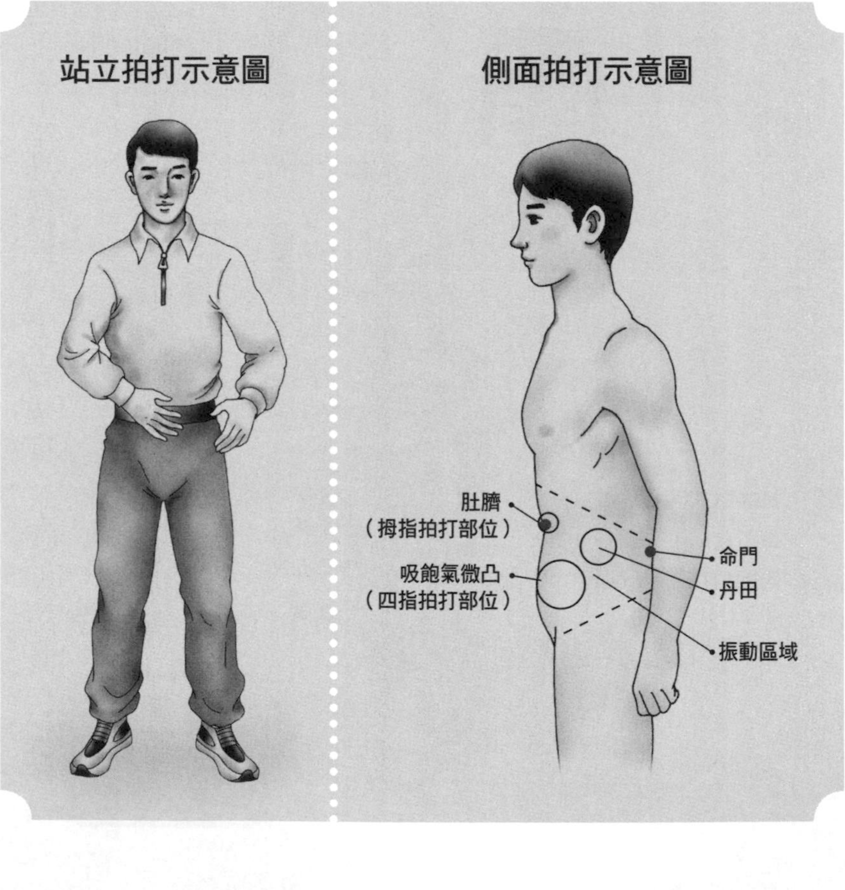

打出節奏感，完全沒有任何負擔。

拍打時，保持上胸部沒有著力感，下腹部紮實的吸飽氣，全身呈放鬆狀態。這個時候拍打力道可以慢慢加強，腹部震動力也就隨著增強，氣的聚集力自然發揮最好的功效，幫助腹部周圍器官加速蠕動，促進胃腸消化及泌尿系統的運作。

如果已經有辦法自然放鬆，丹田部位就可以保持吸飽氣的狀態，這個時候就不必再閉氣，維持上腹胸部放鬆、下腹部撐住氣呈小鼓狀態，將可以隨著自然呼吸，依節奏用三、五分勁力拍打，尤其在步行、健走、爬山的時候，拍打丹田氣的效果最好。**（請參考「爬山、行走拍打示意圖」）**

拍打時間可以慢慢加長，把每日拍打數提高到三千下，以身體自然放鬆為原則，左、右手可以互換。場地不限；站立、坐車、側臥、爬山、步行、站馬步都可以練習拍打；飯前空腹、飯後一小時，包括其他任何時間，隨時都可以拍打丹田氣。**（請參考「坐姿拍打示意圖」）**

採臥姿拍打丹田時，支撐手臂若覺得酸就休息。側臥姿勢如同臥佛一般，一腳伸直，一腳彎曲，氣才會聚合在丹田固守。病人正面躺可以用輕拍或輕壓，但效果只對消化系統有幫助。**（請參考「臥姿拍打示意圖」）**

丹田拍打功注意事項

❶懷孕中的婦女不可拍打丹田。

❷月事來潮、腹腔曾做過縫合手術、心臟疾病患者可以輕拍，不可重拍。

❸體型瘦小的人，腹部空間狹小，吸氣比較不容易聚集中氣集結在下腹部，在練習拍打丹田氣時，應該要更加努力，天天拍打，先學習調氣，將吸飽的氣慢慢引導至下腹部鼓起撐住；待調氣練習一段時間後，將可改善狹小的下腹氣，慢慢擴大填滿，縮緊腰圍帶脈，自然就能進入腹式呼吸狀態。

❹腹部結實壯大（有小腹）的人，更容易學習丹田拍打功。氣吸飽在下腹後，拍打丹田，振動臍帶根，容易收縮帶動胃腸蠕動，使帶脈恢復彈性、縮小腰圍，達到瘦身的效果。

❺肥胖（有鮪魚肚）的人，過多的脂肪會擠壓內臟器官，稍有活動就容易喘。因為帶脈鬆懈、失去彈性而上腹肥胖的人，下腹一定比較瘦小，在拍打下腹丹田部位時不容易積氣，效果沒有一般人快，就會覺得拍打成效不彰。有這種體型的人，就必須耐心的更加努力拍打，慢慢將肥胖的上腹脂肪排除，縮小上腹氣的空間，壓縮到下腹部位，多花些時間拍打才能改善。

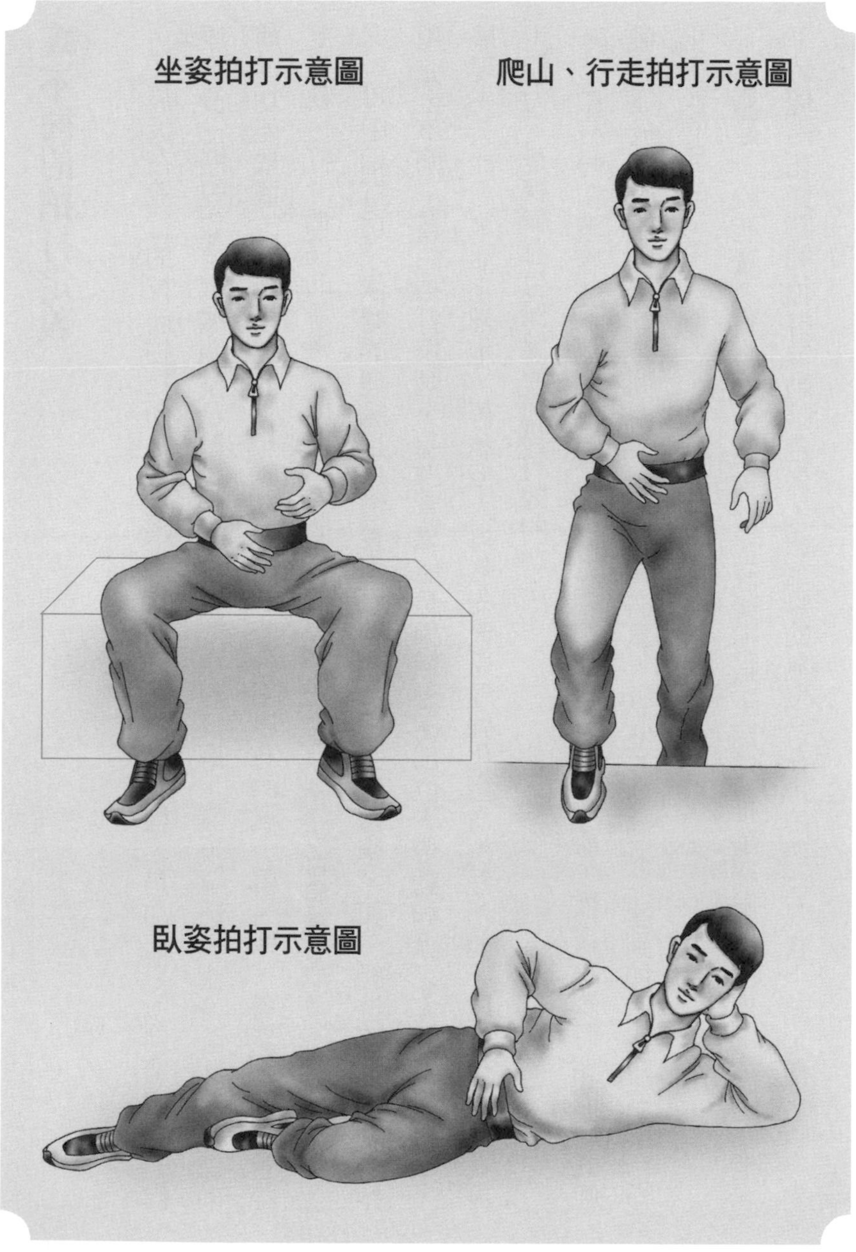
坐姿拍打示意圖
爬山、行走拍打示意圖
臥姿拍打示意圖

不同的拍打定義

最近在流行的拉筋拍打功，源於中國道家煉丹修行過程，是由道家所創造出來的自療功法。歷經親自實驗觀察身體經脈絡穴道的生理反應，發現氣脈與全身經脈絡穴道的傳導功能依據，透過拍打筋骨、關節，將身體內部原有的風、濕、寒、暑氣，以及曾經受過跌、打、損傷的舊傷瘀血消除，防止身體氣血不通，預防百病叢生。

丹田拍打功，依據的理論是丹道養生原理，合乎生理醫學，與一般拉筋拍打功的作用完全不同。藉由拍打振動，引導意識能量集結丹田部位，帶動神識之火溫養臍帶根，展現先天能力來活化細胞，再利用大自然先天原理強化生命生理功能，啟動免疫系統再生能力，是練氣養生保健最簡易有效的功法。

拍打丹田讓腹腔慢慢的擴大，可以強化腹腔幫浦的功能，恢復小孩時期的腹式呼吸，完成肺吸收氧氣的時間增長，提高肺活量，吸收充沛氧氣，達到加速代謝循環、淨化血液的目的。

氣是一股能量，聚合丹田將再度啟動臍帶根生機，推動經脈絡穴道關竅的功能。平時懂得花些時間拍打振動臍帶根，使全身的氣聚合在丹田部位溫養生熱，活化臍帶生機，可幫助提高再生能力，加強免疫功能，達到瘦身、消除鮪魚肚的效果。

除此之外，每日勤於拍打丹田氣，還可以增強體能，加速新陳代謝，促進腸胃消化，穩固泌尿系統，抒解精神壓力，維持身體氣血流通，疾病自然就不會找上門。

運動選手的助力

學習拍打丹田，聚集內力，氣壯丹田，對有在練太極拳、八卦拳、梅花拳、少林拳等武術、拳術或以瑜伽養生的人來說，助益很大。因為每天拍打丹田，讓體內出現一股內在的力量，如電瓶蓄電一般，積存在丹田部位，這股丹田氣在練武的時候，將隨著拳腳收發自如，打通全身筋骨髓，淨化排出一切污濁氣。

拍打丹田能增強體能，加強腳力及彈性，對任何項目的運動選手來說，都是一股不小的助力。學習者要有恆心，時時拍打丹田，聚集內力，發揮丹田功能，就能獲得充沛的體力，取之不盡，用之不竭，不必依賴食補藥物，完全沒有副作用，是所有愛好運動者夢寐以求的寶礦。

任何運動項目的選手，舉凡職業籃球、網球、高爾夫球、棒球、舉重、競走等，每天都要拉筋、訓練腰力和腳力，若再配合丹田拍打，達到氣壯丹田，氣就能滲透丹田、命門、陰竅、湧泉之間，結合一體，發揮氣的盤旋力量，穩固腰力，紮實腳力，收到抗老化、延長運動壽命的效果。尤其打高爾夫、網球、棒球的運動選手，不管拍球、投球或打擊，腰力和腳力都要夠紮實，才能穩定平衡身體，做出有效的回擊或進攻，打出一場精采的好球賽。

拉筋、拍打是不是醫療行為？

中國五千年醫療文化的源頭來自道家思想，道家開創中醫理論，包括民俗療法，執行拉筋、拍打、針灸等醫療行為，在民間已經有幾千年的傳承歷史。開創者雖然有生理醫學上的依據，但都是民間個人民俗醫療行為，一切醫療技術都來自家傳承襲，流傳至今，原始醫理已經完全失傳。

在古早時代，偏遠鄉村交通不便，民眾求醫困難，就有道家修行練氣隱士，懂得氣脈自療法理，仁心教導傳授地方百姓保健養生，才有拉筋、拍打、針灸等民俗療法的出現。

現今說到醫療行為，一定要有生理結構的醫學根據及理論做基礎，但是西方醫學對於經脈絡穴道功能只見有限外表，仍然沒有更深入經脈絡穴道中去了解，造成民俗療法無法受到醫學界的關懷，更遑論特別為它設立研究實驗機構。

至今中國民俗醫療都沒有一個合法的組織機構扶植，又沒有醫學實驗中心對其醫療成效做有力的證明依據。民俗療法如同一盤散沙，勢力非常微弱，連政府單位也不願提供經費，把民俗醫療當成中國自有的醫學行為，加以整頓規畫，被西方醫學當做巫醫看待，此仍中國醫學上的一大損失與悲傷。

記得中醫針灸剛開始風行時，也是被西方醫學所排斥，將它視為一種沒有醫學實驗理論依據的巫醫行為。直到最近在中國醫學界的努力下，透過實驗認證，取得醫療實驗理論依據，才慢慢為西方醫學所接受。

可稱為自療法嗎？是的，人類身體生理結構有免疫及再生能力兩大功能系統，拉筋、拍打、針灸就是提升免疫及再生能力的民俗自療法。在生理醫學上，拉筋、拍打的功能目的，就是打通被阻塞的經脈絡穴道線路，促進免疫系統與再生能力恢復常態。聽說台大醫院最近針對氣的原理所做的實驗，已發現氣血能推動經脈絡穴道功能的學理依據。

拉筋、拍打成效在醫學上有什麼理論基礎？其實拉筋、拍打與針灸打通穴道的醫理是一樣的邏輯。人類身體重要的穴道部位，隱藏在筋肉骨髓內部，只有雙腳膝關節、手背關節、雙手肘關節內外側、兩肩腋下內外側，這幾處是顯露穴道最明顯的地方。因此，拍打這些關節部位，振動生熱，疏通關節內穴道的阻塞，恢復自有的潛在功能，是最容易、最方便的做法，功效也最為突顯。

借助外力拉筋、拍打，由手腳關節穴道催促精血，聯結其他臟腑，活絡氣血循環，恢復經脈絡穴道功能，可幫助退化萎縮中的筋、骨、髓、肉恢復柔軟度。同樣的，針灸治療是將針頭插入人體內部，疏導經脈絡穴道氣脈，恢復氣血活動，疏通老化阻塞的筋、骨、髓。

人類身體隨著年齡增長老化，經年受到風寒侵襲，各部位零件萎縮、硬化、鬆弛，造成氣血不通、行動遲緩、不良於行。加上站立、走路、坐姿不良所引起的筋骨髓萎縮硬化，也直接影響到經脈絡穴道功能的運作。

人體經脈絡穴道大多隱藏在筋肉、骨髓、關節內層，一旦筋骨髓僵硬萎縮，就會封鎖經脈絡穴道，阻礙傳導電訊系統功能的發揮，導致經脈絡穴道功能通路失調，免疫及再生能力衰退，氣血活動降低、年老退化、體弱多病，這就是人生——生、老、病、死必須經歷的過程。

已經萎縮老化的筋肉，在進行拉筋、拍打時，是非常疼痛的。在疼痛中刺激腎上腺、打通穴道，同時激發神經叢，全身氣血擴張，血液循環加速，感覺通體生熱，氣通筋、骨、髓、關節，減緩萎縮、硬化速度，保持經脈絡穴道電路系統正常運作。

拉筋、拍打、針灸，在醫學上屬外療的自療行為，能幫助肌肉、筋骨、皮膚恢復柔軟，讓身體氣血循環保持暢通，是中國古代醫學另一種自療方便行為，也有生理醫學上完成本來自有的自療能力依據，只可惜長久以來未獲重視，沒有成立研究機構規畫為醫學上另一種醫療行為，最後只能以一般民俗療法通行民間。

第三章：丹田拍打功原理

練氣養生的理論依據

宇宙生命是建立在振動循環，平衡的定律在維持永恆生機，人類本來就是依據宇宙自有的定律，靠生理潛能在維持生命，依據宇宙循環的軌道平衡作用，在支撐生命力的一切活動。因身體調節功能失衡，造成生理功能失常，生理時鐘出現障礙阻力，影響生命力的活動空間，往往是人類體弱多病最大的因素。

身體失去平衡機制，健康容易出現重大問題。而身體平衡機能失調，很可能是體能出狀況，導致器官調節功能失衡。器官功能不能彰顯，是整個身體體能與器官循環平衡體系出現問題，當然也會影響到氣的循環系統。

氣的振動，是恢復身體氣機循環達到平衡的機制，但問題在於振動力量來源要有充沛的體能補充，以及明白如何利用生命生理功能有效強化體能，激發生命潛能再度發揮循環功能，這就是丹田拍打功練氣養生的理論依據。

何謂貴大患若身？吾所以有大患者，為吾有身，及吾無身，吾有何患。

——《道德經》

眾生今日有此身，是吾自無始以來，世世累積種種恩怨業力，經業報輪迴累積生下來的煩惱苦，故今日吾身是無常身，身不清淨，故有大患。

眾生今日有此身，因生、老、病、死接受苦難，故今日吾無常身不清淨，生有大患。

眾生今日有此身，因六根不清淨，故今日見一切生無明障礙，吾身六根不清淨，身生有大患。

人生六大病因

❶生活習慣違背大自然生態法則。每天飲食要定量，要有固定作息及穩定的生理時鐘。

食物屬性（溫、熱、寒、涼、平）不平衡，容易引起心火，無法調節適應；一天三餐，食物量過多或過少，也會造成身體內部消化系統功能難以協調，阻礙新陳代謝，防害穴道和經脈絡線路的運作，久之，身體器官功能退化，就是生病之因。

❷處於緊張的生活環境，作息不正常，陰陽不調，火氣上升。人與人之間無法溝通，情緒容易失控，暴躁易怒，並受困於感情因素或生活壓力。一個人時常冒心火，氣急氣緩，影響身體氣血循環，阻礙穴道與經脈絡線路正常調節運作，長期處在這種生活環境之下，必然容易失眠、多煩惱，壽命也相對縮短。

❸氣候多變，氣溫冷熱不定，身體受到風寒侵襲，對各種流行病缺乏抵抗力；日常飲食隨興，加上偏食，導致營養不良或營養不均衡。人體內臟對應五行生剋，運作不能協調，飲食失衡，導致胃腸不適，阻礙氣機運行，也是多病主因。

❹人類身體自然老化，生理荷爾蒙失調，精神壓力過大，容易引發憂鬱症。上了年紀，身體各器官零件用久了，新陳代謝趨緩，死細胞增生，阻礙生理機能及經脈絡穴道運作，是進入更年期生理退化的影響。體內氣機衰弱，氣血循環運轉不良，就會產生種種病變。

❺食物中毒。農藥、化學香料、防腐劑氾濫，各種食物添加抗生素，累積留在體內無法

排解，肝腎排毒功能受阻而釀病。

❻父母親有先天遺傳，母體懷孕時藥物中毒，嬰兒出生就出現體質缺陷所引起的病變。

嬰兒剛出生的時候，一直到長大之前，都仍停留在腹式呼吸階段。邁入中年之後，腹部呼吸功能慢慢消退，往上升到胸部呼吸。過了中年，到老年之後，呼吸力短促，停留在喉間，此時的命將由天不由人。

人類身體經過四十年的歲月摧折，隨著年齡慢慢增長，體內器官功能一年不如一年，持續不斷在衰退。身體生理器官隨著老化，慢慢的失去調節作用，血液慢慢的變混濁，細胞老化；腹部呼吸萎縮，往上走到胸部，再上升到喉部呼吸；呼吸氣由長變短，肺活量縮小，氧氣補充不足。

年過四十要學習懂得養生，是最需要保養自己身體的年齡層，應該學會怎麼讓自己在未來的歲月永保安康，降低老化對身體各器官功能的影響，以期無憂無病走完一生。

四十年歲月已過，身體健康、體力狀況大不如前，這時候的身體器官就如同一條使用三、四十年的河川，從來沒有疏通、清理污泥，河水出現混濁現象，裡面堆積了很多雜物，河道很容易阻塞不通。如果能在平時勤於拍打丹田，持之以恆，宛如時時懂得保護河川，具備環保概念，不去污染河川水質，定期清除河床堆積的雜物，就不用擔心河道阻塞，健康隨時亮紅燈。

水的流通產生氧化作用，污水經過過濾清理，就能變成清潔的淨水。如果能學練氣，經常拍打丹田，恢復腹式呼吸，身體肺部時時充實，吸收充沛的氧氣，經過氧氣過濾，循環血液及活化細胞，就能維持體內新陳代謝，保護心臟血管器官功能運作正常。

採取得來虛空中一分真陽，點化色身中一分陰私

修士得訣，建中立基。入得一分混沌，即採取虛空中一分真陽。得來虛空中一分真陽，即點化色身中一分陰私。——合陽子

以道家的說法，凡人的身體是地、水、火、風元素，屬於陰陽合體組合，質量屬濁重的物質，在成、住、壞、空輪迴。一切體質細胞、血液及氣的活動力，將隨著生、老、病、死逐漸退化。出現這些現象，同等於身體健康狀況必須適應大氣層內部地、水、火、風元素的特性，冷熱、暑寒的環境，春、夏、秋、冬節氣，在適應中受到侵

襲。

人類身體自有的性能會自動調節體溫適應環境，如果氣候溫度過度的暑熱、冰寒，身體適應力必然會下降。溫度突變，冰冷寒氣強力侵襲，影響全身經脈絡穴道發揮功能，加上不良的生活習慣阻礙氣脈運轉，導致精神萎靡，這就是色身中出現一分陰私。

適應不良，就很難展現出身體器官本來自有的調節功能，修道者一定要懂得練氣的訣竅，氣能歸一聚合丹田，歸中奠定基礎，採取獲得虛空中一分真陽氣，才能沐浴淨化色身中一分陰寒之氣，完成練氣築基的基礎功課——求得真陽氣。

從練氣歸中立基，達到氣能沐浴淨身，消除體內陰寒之氣，打通經脈絡穴道，完成脫胎換骨。將全身體質、氣質轉換為清淨真陽氣，才能進入混沌世界，獲得來自虛空中一分真陽氣。

真陽就是先天一炁，只有煉出先天一炁，聚守竅門，將身體質量能力漸漸增強，後天氣自然就漸漸被驅逐消退，直到消失為止，這樣才能點化前世因果所種下生命中的積因，清除積留在身體色身障礙中一分陰私毒氣。唯有煉出先天真炁，才能點化色身後天陰寒身體之氣，這個點化過程就是由後天氣轉為先天一炁，由中陰體經過淨化後轉變為純陽體。

修道者首先求得真人的指導，獲得真訣竅的步驟，在修行過程中依物理程式，突破層層障礙，回歸深入最原始的混沌世界，採取虛空中先天真炁，獲得煉化的成果。能不能完成修真成果，就要依賴這一股真陽真炁的出現。

以科學角度說明，從淨化的身體之中，獲得轉換生理質量，經質變量變，提升感官能力，從質與量的提升變化中，發揮生命本具足存在大自然自在的力量，聯貫結合宇宙一切信息本能。

人類本來具備這股大自然力量，才能與宇宙信息接軌，獲得天地之間玄機奧妙真理，並懂得隨著生理組織架構一一逆行。在逆行的過程中，就能明白道的真理流程，懂得修道逆行，隨著逆行返回先天本來真面目。

氣能洗筋肉骨髓、補精血

我們都知道洗熱水澡、蒸氣三溫暖，所依據的是熱脹冷縮壓力的原理，達到排汗去濁的目的。冷水、熱水有清除外表皮層污垢的作用，蒸氣能讓體溫上升，因體熱而出汗，排除體內脂肪及皮膚表層污濁。因此，不管是洗蒸氣三溫暖，或洗熱水澡，都能促進血液循環、出汗排濁。

如果利用練氣功的手段，讓身體丹田部位發出高熱溫度，即如同洗蒸氣熱水澡一樣，可達到蒸氣沐浴的作用。由丹田將高熱轉變成一股蒸氣，氣壓動力傳導熱氣，滲透到全身，由內到外滲入筋肉骨髓內外層，來沐浴淨化身體皮、肉、筋、骨、髓。如此一來，平時所吃食物經過消化後，尚存積留在體內的化學色素、抗生素、農藥、食品防腐劑、香料等有毒物質，會經由熱氣、汗水排出體外。高熱溫度經身體內層、中層、外層，一一隨著汗水排出體外，並依據練氣功力的深淺，淨化身體內臟血管器官，讓血液循環強化肝臟排毒作用，活化細胞，幫助新陳代謝功能正常發揮。

練氣能讓身體發熱，體溫升高就容易排汗。高熱溫度聚集丹田，傳導至附近神經叢，刺激腎上腺，激發皮膚毛細孔張開，將污濁的汗水由毛細孔排出體外。閉塞在經脈絡線路管道的雜質，以及過多的脂肪、死細胞，隨著汗水排出，同時也讓已經老化、失去彈性的筋肉、骨髓變柔軟，收到行動正常運作的效果。

身體發熱，能夠排除體內器官一切污濁障礙；氣的循環過濾，能強化血氣循環、加速新陳代謝，提高免疫力與再生能力，讓內臟功能、經脈絡穴道性功能運作維持正常。身體氣的淨化讓氣質頻率提升，氣的循環加快能清除腦部昏眩狀況，恢復腦神經知覺感應能力，時時保持頭腦清醒，甚至強化腦電磁波能力，提升人類心靈智慧，獲得高人一等的修養品德。

練氣功者，要懂得時時意守丹田，將意識能量儲藏在丹田聚合，練出丹田氣壯的效果。丹田氣充滿之後，將會隨著身體體能活動，運用在肢體姿勢及動作上。例如，打拳導引內在的氣機，出現氣的循環效果，應用內氣力量引導，產生滲透力，在身體內部循環，激發腎上腺活動，幫助男性補精、女性補血，精血飽滿，活力充沛，這就是練氣補精血的過程。

要擁有健康的身體，必須維持丹田部位氣的聚合。氣的聚合是腹式呼吸所形成，透過腹式呼吸，才能吸取充沛的氧氣，維持身體功能運作，帶動帶脈揉動、恢復彈性，防止鮪魚肚的出現。腹部之所以出現鮪魚肚，就是因為帶脈失去彈性，讓脂肪積留在上腹部所造成的，容易擠壓影響內臟活動空間。

臍帶是生命的命根，原本自有的能力將隨著年齡老化慢慢喪失。臍帶帶脈功能逐漸萎縮，過剩的脂肪積留在腰圍上腹，使人體老化、衰弱的速度加快。以臍帶部位為力量中心點，少運動，帶脈彈性就萎縮。臍帶壯，如同樹根壯；樹根壯，枝葉就茂盛。樹根力量衰退，枝葉就會凋落。臍帶功能退化，身體抵抗力自然減弱，免疫力日漸失調，所以老年人丹田力不足，就容易手腳冰冷。

熱有導電作用，發揮熱的滲透力，藉由這股滲透力量，從丹田滲透傳達全身，洗滌皮、肉、筋、骨、髓，將會出現酸麻脹痛感覺。洗滌已經凝固在體內、不能排出的死細胞腫瘤，讓死細胞隨著汗水從毛細孔排出體外，這種現象如同金蟬脫殼一般，將死細胞一層一層的脫出，清除淡化體內污濁腫瘤，將毒害身體的脂肪腫瘤細胞，經體熱傳導，隨著汗水排出體外，這就是氣洗筋、骨、髓的目的。

氧氣洗血液，強化細胞活動力

氧氣可以淨化血液、活化細胞，再以清淨的血液來淨化內臟。清淨的血液，能維持血管內臟功能循環；活化細胞，可預防血管血塊凝固，引發心臟血管疾病。天天練氣調息，吸收充沛的氧氣，隨時淨化血液，體質自然常保清潔健康，日日神清氣爽、精神飽滿，是練武者增強體力、維持健康的不二法門。

人的生命是依賴一口氣存在的，吐濁納清呼吸運動常在公園裡推行，像是有氧舞蹈、太極拳運動等。這一口氣息能呼吸深長，就能吸收充沛的氧氣，進入肺臟內部。丹田氣充滿後，若再應用拍打丹田效果，體溫自然會加速發熱，讓熱氣傳導全身，帶動臍帶幹細胞再生能力，再造活細胞，快速兌換死細胞，經由汗水排出體外。

身體氣血旺盛，新陳代謝循環就正常，免疫系統自然提升，再生能力提高，永保長壽安康。同時，身體能完全清淨，身心健康無慮，身口意自然沐浴在清淨的氣能——「光明淨水」之中，去除一切煩惱無明毒，轉識成智，出現善知識的智慧。

身口意清淨，心亦自然清淨。身、口、意能維持在清淨的狀況，顯現出神清氣爽、身輕如燕，全身由罡氣罩身，智慧信息自然就會出現。

第四章：丹田部位分析

奇妙的丹田

首先要說明的是，丹田部位與丹田穴是中國道家修道煉丹的專有名詞。在中西醫療學上根本就沒有丹田器官這個名稱，丹田穴雖然名稱為穴，其實與中醫理論的穴位關竅性質完全不同。

人類生命之根就在丹田臍帶部位，從醫學的角度來看，丹田部位就是臍帶周圍生理神經系統。在道家的理論及應用上，臍帶四周（上、下、左、右）各距離一寸三分，成為「田」字，就是丹田部位，是修道煉丹、結成丹藥的地方。

丹田四周圍除了細胞血液神經叢之外，裡頭隱藏著全身力氣的平衡管制重心，負責維持生命力、指揮體能信號系統、傳導生命活動、電磁場能量的平衡管制，具備三角、多角、多方位、旋轉動力的架構。

丹田穴是人體電流頻率互動感應所出現的電磁場感應交會點，發揮身、心、靈信息頻率，在中西醫學上找不出物質結構存在的關係，這個位置完全是空無一物，存在於真空生妙有的性功能虛空狀態。

道家說「煉丹田」，佛門密宗曰「臍輪、五輪、七輪」，這些部位本來空無一物。可是佛教密宗說臍輪有六十四片脈瓣，形成蓮花座相，這種說法完全是道家所指的八卦方位，八乘以八，六十四卦有六十四個方位，兩者是一樣的道理。

不管是養生說，或是道家煉丹成仙的修煉過程，下丹田就是一個生命潛在能力的結構中心，是人體生命活動力最重要的部位。修道者發現生命自有的潛能力，就在下丹田部位開發生命力潛能，完全是修行起源重點。

中國道家說：「人類是由身、心、靈三個平衡中心點，上、中、下三組丹田所共構聯結形成的一個完整生命體。」

為什麼一個身體要分為身、心、靈？

生命力本來就是多元系統聯結共構所組合而成的，身體各系統性能功效不一樣，為了說明清楚，才分解成三個部位做說明。

丹田示意圖

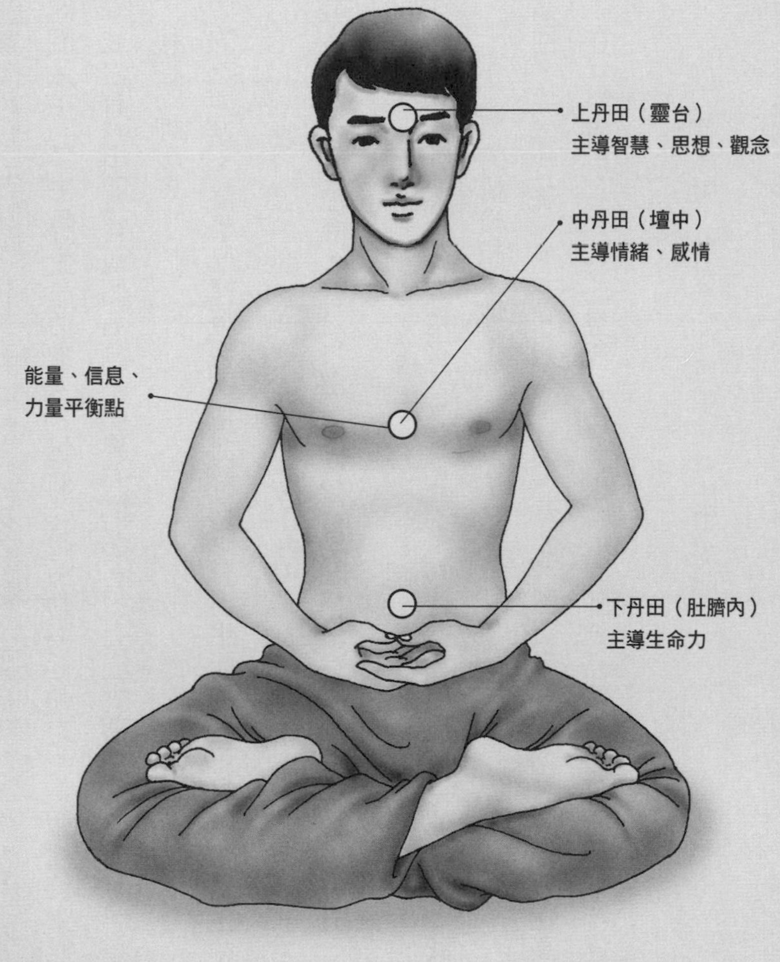
上丹田（靈台）
主導智慧、思想、觀念
中丹田（壇中）
主導情緒、咸情
能量、信息、
力量平衡點
下丹田（肚臍內）
主導生命力

下丹田以臍帶內部為中心點，上、下、左、右各距離一寸三分，成為「田」字。下丹田是身體的能量中心，主導生命活動力，包括肢體活動與行動力。這個部位空無一物，在中西醫學並沒有丹田器官這個名詞，如果有的話，只有已經剪斷的臍帶根，以及周圍佈滿血液、細胞的神經叢。

臍帶是生命的起源點，醫學已經證明臍帶血幹細胞有再生能力，可見臍帶是生命力的主幹，天生自有啟發生命潛在能力的功能仍然存在。中國道家從修行中證明人體生理結構關係，開發本來存在的潛能，組合丹田狀的電磁場結構，完成立鼎造爐，成立一個穴位。

中丹田在身體胸部壇中部位，人類喜、怒、哀、樂的情緒都出現在這個部位，感覺稱它為「心」，主導人類的情緒和感情。

上丹田屬靈性，主導智慧、思想和觀念，掌握是非判斷與學習能力，展現智慧高低的表現。上丹田在雙眼眉中心，內部空無一物，是隱形的腦神經傳導信息電訊系統達到完全平衡的結構。

三丹田都是能量的結晶體，所以三個丹田穴會出現光明。

丹為何又稱為藥？此藥在下丹田穩定生命力，可治身體百病；在中丹田穩定情緒、感情，療癒喜、怒、哀、樂一切心病；在上丹田開發智慧，排除偏見無明思想，獲得全知識，悟解宇宙大自然真相，是成仙成佛的種子。

生命中的兩大體系三大結構

第一大體系是組合身體的質量元素。其中有五官、肢體、內臟、器官、細胞、血液、神經系統所組合而成的生命結構體。西方醫學稱之為生命科學，是物理、生化、神經、血液、細胞組織，有外貌形狀的物質、氣質、能量、意識、信息所共構組合而成的生命體系。

第二大體系是屬於無形、非物質的電訊傳導功能系統。由能量、電波、磁場傳導信息，是潛在能力隱形的性功能體系。由電訊網路通路系統所組合成的靈性結構體，隱藏在身體腦部、筋肉、骨髓、關節內部的經脈絡穴道傳導系統中，負責推動、主導生命活動力，平衡身、心、靈，支配體能、思想活動功能，建立和諧關係，是一組磁場波信息電導體，傳導生命活動力的一切感官知覺信息。

道家修道的觀念認為，生命的體質、氣質、器官性能指揮中心，就是身、心、靈三大元素組合成一個生命力。所有器官性功能電磁波傳導系統平衡定位的中心點，分別出現在人類身體內部三個重心平衡點，而道家將這三個重心平衡點定名為上、中、下三個丹田穴部位。

上丹田在腦部眉心內平衡腦波信息的中心位置，中丹田在胸部壇中內的中心位置，下丹田則在臍帶內部中心位置。三個中心定位點，合成一組完整的身、心、靈同步共振傳導系統，是一個完整的人性活動力量。

道家依據這三個指揮中心點，將身、心、靈統合為人性性能共構的組合。提升身、心、靈傳導頻率性能，組合成上、中、下丹田三個信息指揮中心，負責攝取宇宙一切能量，傳訊宇宙一切電訊信息頻率，完成一組道家所說純陽身的生命結構體，這就是修道家往成仙成佛所建立的修行管道。

佛門密宗修觀想三脈五輪，將身、心、靈三個部位，分成五個區塊，五種性能信息中心定點。

從密宗三脈五輪的理論說法，就能明白道家與佛門理論基礎所解釋的完全相同。密宗所談的觀想三脈五輪，道家修上、中、下丹田穴道三個定位中心，都有一致性相同的理論基礎。

丹田部位與丹田穴

人類生命是父親精子與母親體內卵子結合、分裂形成的。母體透過臍帶輸送供應養分給胎兒，幫助胎兒成長發育，肢體、五官及筋、肉、骨、髓、五臟六腑內部功能，完全依賴著經脈絡穴道聯結宇宙地球節氣的軌道在推動成長，母體和胎兒肚臍幹細胞相連接，日日補充營養，經歷十月懷胎，才得以迎接新生命。

臍帶是生命出生時的根源，臍帶幹細胞就是神經叢聚集的啟動源頭，也是經脈絡穴道的主導中心。胎兒一切營養氣血輸送，完全依賴臍帶管道，氣透過經脈絡穴道線路推動循環，滲透傳導至全身每一個部位，輸送養分到胎兒身體每個器官。

臍帶部位神經線路管道四通八達，通行到四肢神經末端，是人類身體生命的命根，所以要尋找生命的根源，就先從臍帶部位開始。道家修道煉丹的目的，就是要從臍帶這個管道，依循生命力量平衡中心，尋找出生命的真相。

受精卵經過多次分裂，分解出生命的生理器官功能體系，是宇宙自有生命力依據宇宙大自然性功能力，發揮質與量電磁信息場傳導的程式作用，在身體內部建立電訊網線的傳導中心，完成人類身、心、靈三種平衡力，組合成三個指揮定位，故道家將維持身體生命之根，定名為「丹田部位」。

下丹田部位以臍帶內部為中心點，上有上氣海，下有下氣海（或稱關元穴），左為陽俞，右為陰俞，往中心深處一寸三分，接軌成立一個立體動態活動狀態。這個部位是人體生命力活動平衡的中心點，具備匯聚能量、平衡能量信息及展現力量的作用。

「丹田穴」本來是一個空穴，道家修道人明白丹田部位生命體系的生理結構，所以在這裡造鼎立爐，當成煉丹藥的場所。因此，丹田部位與丹田穴，兩者是不一樣的結構體。

道家修行發現臍帶生命力出現性功能狀態，從這個丹田部位開發出煉丹技術，並且在煉丹之前就先製造組合一個真空能量磁場空間。這個真空能量電磁導體是無形、似狀無狀、空無一物的能源實驗室，擔當電場、磁場、信息、網路通訊結構傳導中心的角色，這也是修道煉丹過程必須先營造成立一個丹鼎火爐的原因。

中國道家把煉丹部位形容為播苗種的田園，將修道煉丹過程譬喻在田園培植一棵丹的樹苗種子，讓樹苗成長、開花結果。黃帝內經圖形容生命內在所隱藏的性能、生機真理，是以圖解方式來呈現，表達出不可說，難於形容出玄妙的生命組織結構體系。

現代醫學已證明嬰兒臍帶血有再生功能，而隨著時間、年齡的增長，臍帶生機能力慢慢在退化，臍帶根逐漸忘掉它本來自有的潛在能力。另一方面，人類氣血流通受到生活不規律、情緒不穩定所影響，經脈絡穴道電路受到干擾短路，也讓身體器官一切功能日漸退化。

練氣養生要順乎陰陽調節，達到中和之道，必須從丹田部位平衡氣能，練出深厚的扎根基礎。往後功夫能不能提升，扎根築基就是最基本的重要因素。

人類生命是宇宙時空潛藏性功能所生，所以生命具足宇宙一切性功能力，本來具備宇宙一切無中生有的性功能潛在能力，潛在能力的中心就是臍帶根丹田部位。

胎兒在母親體內的成長期，完全是依賴宇宙自有存在的潛在電磁場性能，依據陰陽、五行、八卦程式法則，由膨脹、縮收、振動、聚合、分解慢慢的推動成長。成長的動力，力量的中心平衡點，就在臍帶四周圍成立空無的真空狀態。

丹田部位雖然有匯聚能量的功能，但是丹田部位與丹田穴的結構，有兩種不同結構性質。從養生的觀點，丹田部位是人類身體生命的根源，常練習拍打丹田，將可促進長壽健康。

丹田穴是修道者造鼎立爐、煉藥結丹的地方，這一點學氣功的人就要認識清楚，不能混淆丹田部位與丹田穴名詞的意義。雖然說兩者都是同在一個部位上面，但兩種結構與組合是完全不一樣的。

道家說：「陰陽、五行、八卦，在無形、無相中潛藏著宇宙一切無限的生機，隱藏著無限的性功能力，在宇宙空間發揮一切生命潛在的生機信息。」意即隨著陰陽、五行、八卦的軌道因緣互動中，順著宇宙大自然定律開發出宇宙一切生態，完成宇宙太空空間星球雲層循環系統，以及地球生態所有無限之性功能用途。

湧泉穴

湧泉穴就在腳底中心往前一分處，是自有生命力潛在性功能重要的部位之一。在生理功能上，是聯結陰竅穴接觸地面，吸收地氣，在丹田部位與上半身天陽氣交會，建立一個力場的平衡中心站。

湧泉穴，如其名湧現泉水，應用腳底湧泉穴自有的性能吸取地氣，如吸收到一股由地心湧出來的泉水清涼劑。身體隨時吸收到地心陰電泉水源，來平衡身體陽性燥熱電流，讓人感受到全身清心、涼爽無比，是淨化身心最佳的妙方。這個過程，如同家用電器用品都需要有地電流導電線路原理一樣，隨時防止閃電雷擊的侵襲。

陰竅穴

夫陰竅者，奇經之名也。此脈一動，諸脈皆動。蓋先天一陽之炁發動，採之惟在陰竅為先。其名頗多，曰天根、死戶，復命關、生死根、酆都、鬼戶，有神主，桃康。上通天谷，下通湧泉，真炁聚散，俱在此脈。——古代仙家

男性陰竅部位隱藏在前列腺整個神經叢內部，女性陰竅部位則是隱藏在陰道四周圍神經叢。陰竅穴有集結放射陰電之性功能，道家謂之「魄」體，下通腳底湧泉穴接地氣。凡魄體電磁波比較強的人，最容易通陰靈，所以有陰陽眼的人，就是陰竅魄體的電磁波比一般人強，對陰靈的感應特別敏銳。

陰竅穴與其他經脈絡在身體內部，本來就在共同調節身體活動力的功能，是生命力結構不可缺少的生理功能組織系統之一。

陰竅的生理功能與湧泉穴氣脈聯結，就是在支撐身體重量的平衡，支撐腳力的平衡，支撐維持身體的重力，發揮舉重行動力的支撐平衡關係。其生理功能就是在控管排解大小號、射精，在身體結構上屬於陰性電磁波。

陰竅在沒能力開發出感電功能之前，一切自有的功能只限制在吸收地氣，與湧泉穴之間維持腳的平衡關係，穩定身體力量，結合在丹田部位，支撐身體行走、跳躍、盤旋的功能。

練陰竅穴的目的，是強化陰竅功能的層級提升，讓陰竅穴突破生理功能障礙，結合陽電轉頻，達成提升身體性功能信息能力。所以，就要懂得取得陰陽電交流的技術，學習練功配套方法，幫助身體陰竅陰電磁波會合靈台陽電磁波，建立互動信息的管道。

大地是陰電的插座

丹田是人體的蓄電電瓶！
陰竅穴是人體陰電的感電器！
湧泉穴是接地電電流的插頭！

大地屬於陰電的生物能量總磁場，隨地都是插座，只要散發雄性的陽電流，陽電流的插頭就會插上陰電的插座，吸收地氣，與下降的天陽交會。

老天爺對人體的陰陽結構配合，就是一個完美無缺的造化。一個是插頭，另一個是插座。大地陰氣的插座，就是吸引天陽下降交接到插頭的誘因，插座就像安撫插頭的情人一樣，乖乖的接受陰陽同體共構，建立一個生生不息的生態。這就是天造地合，天生的一對情侶，是宇宙大自然天地造化力量，能讓萬物生生不息的一股永恆不滅的動力。

所以，練功修行就要懂得順乎大自然之道，順從陰陽法則之理。陽光交會地氣，產生一股內在自然的扎根力量，再由地氣反彈上升，這就是動物、植物利用陰陽氣相會，產生光合作用，萬物得以成長的原理。

也因此練功者在站馬步的同時，姿勢應用方法應該得當，順乎大自然氣流通的道理。意守丹田，氣自然會隨著身體重力，帶著意識力往腳底下壓，這就是順從大自然原理，引導陽氣往地下扎根，由腳底湧泉穴接觸地靈，結合出另一股如湧泉一般的電流。

練氣篇

第五章：打禪靜坐的學問

現代社會，工商業競相追逐財富，生活增添妄想煩惱。追求物質享受結果，就要付出身體健康的代價。妄想煩惱過度，健康出現問題了，大家才來重視這些問題，因此打禪靜坐、印度瑜伽術就廣為盛行，風行歐美民主國家及整個世界。

學習打禪靜坐不能只有看到一個人靜靜坐著，好像靜思盤坐在那裡不動，真實的打禪靜坐就要懂得練氣，練氣功就必須懂身體生理氣脈，經脈絡穴道運轉循環的法理，這是一項很複雜並且必須了解修練訣竅的一門大學問。

打禪靜坐的層級差別很大，從養生健康的角度來學習靜坐，這就比較單純些。但是從練內家氣功的角度來學習靜坐，就必須尋求明師指導，了解身體內部生理功能的兩大體系運作關係，以及了解上、中、下丹田三種結構系統，擁有生命活動力的性命法訣。

不管是學習打禪靜坐或是印度瑜伽術，要完成健身養生進階到修道層級的目的，都要學習兩大最基本的法門練功要領：一、增強身體精血體能能量，才能培養出氣機動力；二、清楚身體氣脈及經脈絡穴道通路的流通管道。

想在這個時代尋找懂得打坐修禪定的專家，說實在的並不是很好找，而要尋找出打坐標準的法理依據來證明，就必須先了解道家修道已成的真人，如何說明打坐練氣的步驟與一切練氣過程。

打坐練氣火侯有四種層級

修練之術，別無他妙，但調其火侯而已。夫煉丹有文火，有武火，有沐浴溫養之火，有歸鑪封固之火，此其大較也。夫武火何以用，何時用哉。當其初下手時，神未凝，息未調。神氣二者不交，此當稍著意念，略打緊些，即數息以起刻漏者，是其武火也。迨至神稍凝，氣稍調，神氣兩者略略相交，但未至於純熟，此當有文火以固濟之。意念略略放輕，不似前此之死死執著數息，是即文火也。

——《樂育堂語錄》

從這段話中，我們很清楚的明白，修道打坐練氣之術，沒有其他的方法，只有調整身體氣的火侯問題而已。打坐養生或煉丹術，有文火、武火、蒸氣沐浴溫養之火、歸鑪封固之火共四種。

以道家的解釋，眼神意識屬性就是火，所以打坐練氣必須先從眼觀鼻、鼻觀心、心觀丹田開始，引導眼神之火順著任脈這一條線路，從鼻子帶動心意，再往下觀住守在丹田部位。

觀丹田部位的目的，就是帶動意識能量火力聚會，藉由觀想聚合能量來溫養臍帶，讓臍帶再度出現生機。

練武火如何來用？要何時用？這是有一定的時間步驟。

當初學者下手練氣，不懂得凝神調節氣息，神與氣二者不能融合相會，就必須動用意識的專注力量，隨著數息，配合鼓風一般，催動火力，緊緊守注丹田，這就是練「武火」。

直至神氣能凝結之後，氣息就要稍微放鬆調節。兩氣略能相交，但仍然不是很純熟穩定，這個時候就用文火來固守，讓氣能穩定。意念略微放輕，在收放之間不似武火鼓吹一般的緊緊守著，這就是「文火」。

野戰用武火，守城用文火。野戰者何？如兵戈擾擾之秋，賊氛四起，不可不用兵以戰退魔寇，即是武火之謂。迨至干戈寧靜，烽煙無警，又當安置人民，各理職業。雖不用兵威，然亦不可不隄防之耳，此為文火，有意無意者也。——古語

這段話大意是，在野戰中想要突破堅固的城堡障礙，就要用武火來戰鬥，如同攻城兵戈障礙，要以強大武力發動攻擊。獲勝之後，障礙已除，就換用文火來穩定軍心。

舉例來說，遇到心賊紛擾四起，時常犯境，就不可不動用強兵（氣動中的意志力）之火，來打退不能穩定的心魔魔寇。直到魔寇消退，干戈已經化為平靜，就該安置穩定心神，各別清理生理感官功能障礙，穩定心理意識，建立在有意與無意識狀態之中，這就是文火。

從打坐中培養恆心

學習養生重點首在練氣守丹田，從丹田氣的聚合凝結生熱，自然熱氣會在身體內部維持循環，從日日循環中來打通經脈絡穴道，如鍋爐生起蒸氣、推出動力一般，達到淨

化身體、增強體能、維持新陳代謝、提高再生能力、發揮免疫系統功能、防止老化的目的。

古人修道打坐的目的，重在修道成道，不重在養生健身。但是修道的過程，必須要經過身體的淨化，由身淨來成就養生健身。經歷過程如同《樂育堂語錄》所說，打禪靜坐要培養四種火侯，一一進階而行，從氣的動態中達到至極而歸靜，再從靜態之中達到極靜，出現迴向再生動力，完全是依據太極法則在運作。

打坐盤腿的姿勢，是配合雙腳能聚氣盤旋，讓陰陽電流交會。氣守在丹田部位，集中專注的意志力，由恆心培養出神氣交會的火力聚集丹田，會合引導腎水完成水火相濟，達到練出氣機的目的。

初期打坐的人就如同《樂育堂語錄》所說：「當其初下手時，神未凝，息未調。」當身體污濁障礙已經完全清除，氣自然在身體內固守，建立清淨自然的循環系統。身的一切障礙清除，心自然保持在平靜極樂狀態，此刻才是應用靜坐，以文火來固守穴道的開始。

練氣第一個目標就是從培養丹田氣開始，也是修學禪定過程必備的基礎功夫。從培養丹田氣，到氣機出現動力為止，才算完成練氣第一項階段工程——生精血體能。

古籍經典沒辦法應用身體生理結構常識來教學，一切修道知識多從心理感覺觀點著手，因此練功夫過程所出現的生理變化，完全是用心理感受隨同心得感應，再由文字語言來譬喻形容。

練氣功要懂得練功步驟與程序，一定要遵從明師的指導，按照步驟，依生理組織結構功能系統，一一貫通執行。

第一個步驟要求眼神要觀住鼻頭，鼻再觀心，心再觀丹田，由意識能量引導，神氣交會迴光，聚合守住丹田，會合腎水相應，再由鼓風箱原理建立水火相濟的概念，種下深厚的練功基礎，這就是初期學習打坐練氣應有的基本概念。

初學靜坐的人，在靜坐中心神散亂是學習過程最大的障礙。學習打坐一開始就要培養訓練出專注力，包括恆心和意志力，這是治療精神不集中最好的藥方。

因此，首先必須找一個空氣流通的房子，有一個安靜固定的空間地點，每天固定時間靜坐。從半小時、一小時、一小時半，慢慢加到兩小時或更長，天天靜坐，長久持續下來，一定會培養出堅強的意志力，同時慢慢磨練出穩定的心境。

學任何功夫，培養出意志力和恆心很重要，這是對心耐力的一種考驗，能通過這一關，學習禪坐才會有成功的機會。否則恆心不足，一曝十寒的學習態度，最好不要嘗試靜坐，因為會看不到一點成效。

談修行，就要從打坐練氣這個話題開場，談要如何學習打坐、如何打坐才能入靜養氣，這可是有一套完整配合生理結構的練功過程，只是大多數的人都不懂這套程序，常常誤解禪坐是在閉目養神，求取神佛加持。這些打坐行為，完全不清楚打坐應該出現的生理變化過程，以及打坐練氣的本質及目的。

從開始學習靜坐，就要了解靜坐應有的正確觀念，不要以為找個清靜的環境，雙腿盤坐，收心在丹田一處，閉目養神，求懺悔自己以往過失，口中唸咒、唸佛，防止雜念叢生，求心靈上的安定，這樣就算是在靜坐修行。

像這種靜坐方式，不懂得活化運用生理結構，將會如同是一棵枯木在求生機，日日靜思懺悔，期待透過打禪靜坐，有朝一日能靈光一現，求見佛菩薩點化，幸運獲得開悟見性。

抱著滿懷希望求佛、唸佛的態度，有目的求菩薩來加持，獲得靈光，這就是大部分人學習靜坐打禪的方式。

其實這種有所求的靜坐方式，當事人的心已經被自己的貪慾心污染包圍，依同頻相聚的道理，清淨的氣進不來熏染，靜坐所得效果一定難以彰顯。

雙腳盤坐的道理

學習打坐為什麼一定要雙腳交叉，靜靜的盤坐在地面上？追究原因，這是有生理醫學理論依據的——雙腳交叉盤坐才能持久，平衡雙腳左右陰陽氣交接對流，產生平衡盤旋的效果。依據人體電循環的原理，會合地氣能量，發揮導引地氣作用，會出現氣的對流，平衡存在雙腳上面盤結。

眼觀鼻、鼻觀心、心觀丹田的動作，目的就是在導引眼神觀想鼻頭，再由鼻觀想壇中、觀想丹田，順著胸前這條中線（任脈）觀想，讓意識眼神存想在丹田，啟動呼吸的生理作用，配合腎臟氣的會合，引出一股氣機展現動力，打通任督兩脈，直到啟動真息出現運轉為止。

想要讓真息出現在丹田推動任督兩脈，之前丹田內部一定要有聚氣、結氣、盤氣的進階過程，如此才有能力提升氣的動力，發揮氣的導引效果，突破已經老化、封閉的經脈絡線路障礙，進而打通任督兩脈的運轉功能。否則丹田氣機動力不足，只能用意識力的導引力量來引導，根本就沒能力打通任督脈循環作用，最多只會出現任督兩脈空轉的狀態。

如此一來，想學習打坐又不懂生理系統結構的人，長期靜坐的結果，只訓練出鼻息慢、呼吸氣息細長，意識漸漸失去在呼吸的感覺。而出現這種感覺的人，會誤以為自己已達到忘我境界，卻不明白這只是個錯覺。

人類學打坐需要雙腿交會盤坐在地，為什麼佛教寺廟中的佛菩薩打坐造型是坐在蓮花座上面，而且蓮花瓣還有往上、往下兩種形狀，這是在影射什麼道理？

佛門的經典論述，一切諸佛都是由蓮華開花結果生出來的，佛修行的國土世界就是清淨的蓮華世界。可見修佛者必須先尋找地湧出蓮華世界的一切法理，再會合身體功能結構來配合，尋找人與地球、人與宇宙星球之間的親密關係。

蓮花是地層中的水生植物，蓮花種子吸收地氣而生根發芽，長出根莖葉，由地面上生長湧出蓮花，可見其成長過程隱藏著天地造化生機的神秘道理，完全不是一般人所能理解的宇宙大自然生態，所以蓮華座難解之謎，並非一句「蓮花出污泥而不染」可以概括解釋的。

反觀人類學習打坐練氣，仿效佛菩薩坐姿，盤坐在地面上，雖然可接觸地面，吸收地氣，但是如果不懂生理組織結構，又如何能吸收地的能量，像佛菩薩一樣，從地面上培養出一朵類似蓮花形狀的蓮華座呢？

佛菩薩的蓮華座之謎，是在影射象徵天地大自然生態的什麼真理嗎？菩薩打坐、打手指印又是象徵什麼道理？這裡面一定隱藏著一般人所不知道的秘密，想修道的人必須要去追蹤查明真相。這些謎樣的道理都能完全了解，學佛修行才有可能找出正確方向，否則一切努力將會走向迷信之路。

站樁與打坐

一般人學習打坐，兩腳盤地而坐，眼觀鼻、鼻觀心、心觀丹田，接著意守丹田部位，感覺出現微熱的氣感。這種氣的感覺是眼神意識集結體能的感覺。在腳的氣脈尚未打通之前學習打坐，常會因為雙腿盤坐在地，導致氣血不通，腳很容易麻木痠痛，這是初學打坐最常出現的毛病。

身體臍帶在丹田部位附近佈滿大量的神經叢，這些神經線路貫通全身與各器官聯結。累積丹田氣，儲蓄能量生熱，可以激發神經叢，是激發腎上腺爆發力量的源頭。

凡打坐者，非言形體端然，瞑目合眼，此是假坐也。——道家祖師

打坐並非只看外表，形體端正靜坐，閉目養神，只是在假坐而已。在靜坐之前，最好學習另一種動態，練出武火聚氣的配套功夫，比如站樁或站馬步；練正規的太極拳、瑜伽術，最好也能配合學習拍打丹田氣。

練站樁或站馬步，或是拍打丹田獲得聚氣效果，也是疏導丹田氣、打通腳底湧泉穴接地氣最好的方法。丹田氣足，可免除靜坐時間過長，出現腳氣不通、腿部痠麻等現象。當然，平時練太極拳動一動手腳，學瑜伽術拉一拉筋骨，導一導全身筋骨氣脈，感覺會更舒服一些。

練拳或是學習打坐的人，首先就必須練習站樁。站樁是快速啟動升起武火最方便的方法。利用站樁馬步姿勢，快速啟動陰竅與湧泉穴之間磁波感應，連貫陰竅、湧泉、命門，奠定平衡力、穩固下盤重心，發揮紮實功夫的基礎。

另一方面，意志力集中在丹田部位快速生熱，經過神經叢，輸送到腎上腺激發體能，讓全身散發熱氣，再經過熱氣傳導，氣就能慢慢的佈滿全身，貫通筋骨肉及各個關節穴道內部，但效果仍須依功夫的實力層級而決定。

練習站樁和站馬步能讓全身發熱，這與學習打坐守住丹田部位出現片面發熱的感覺，總是有些差別的，而既然能讓全身發熱，也就不需要片面熱熱的那種感覺了。很多學氣功的朋友常用片面部位熱熱的感覺評論功夫成效，其實那只能表示意識集中在帶動氣的片面部位，這種感覺易得也易消失。

所以練習站馬步的功效是比打坐守丹田來得好，練功築基最好的方法就是先學習站穩馬步，以打通雙腳筋骨氣脈為第一優先。腳的氣脈通了，再來學習盤腿打坐，防止出現雙腳麻痛、氣血不通的現象。

人體腳底湧泉穴與地面是最接近的接觸點，練習站馬步、站樁最容易促成湧泉穴直接接觸地氣，而丹田氣隨著腳的氣脈往地下扎根，由反彈之力回升地氣、平衡壓力是最好的方法。

練習站樁可以奠定腳力基礎、打通氣脈。氣由丹田隨著陰竅下到腳底湧泉穴，發動借助天地氣交流，隨著氣脈回升到丹田部位，再由丹田部位隨著氣脈貫通背部命門，讓全身氣血流通。

有人學習打坐練氣，沒辦法達到站樁效果，因為盤坐姿勢使雙腿氣脈難通，腳底沒辦法直接接觸地面，當然湧泉穴就無法發揮接觸地氣的效果，所以直接由打坐來練氣通氣脈的效果不佳。

而說到接觸地氣，有些人乾脆「赤腳走路」，認為赤腳可以直接接觸地面表層，吸收地氣。其實那是身體配合天地氣流交接之勢，借力使力，感應身體內部氣的動向。

人只要將全身精神放鬆，或者處在休息睡眠狀態，天地磁場交會的這股平衡力量就能影響到身體，感應身體內部經脈絡穴道，由自有的能力自動調節，達到陰陽平衡的目的。這是依順天地節氣、陰陽交流的訊號，讓身體氣脈隨著天地日夜節氣調節，獲得氣脈平衡的效果，並不是真正吸收到地靈。

天為陽，地為陰。就練養生功夫而言，天上靈氣由上而降，地底陰氣由下而升，這是陰陽相會交溝，出現異性相吸的大自然法則。道家一切功夫心法，順依大自然太極原理而行，練習馬步站樁運氣法理亦應該順乎太極法則。

時時意守丹田，腳彎曲，將全身重心力量往下壓，氣自然隨著身體重力由上，順著地心引力，體重力往下沉。陰竅、湧泉兩個穴道氣脈交會，出現支撐身體平衡的作用，依據天地交流原理導引氣往下走，接觸到地氣。因太極陰陽天地交會，身體氣的調節獲得平衡。出現這個現象，就是地球大氣層內，一切動植物吸收陽光，進行光合作用，得以成長的大自然原理。

天地陰陽交會，是萬物生命稟受陰陽而生有。因此，萬物生命得順受陰陽法則來活動，這就是順乎自然，這就是順天地道而行。

人類活動如有違反陰陽平衡必生災禍。違反陰陽常態，身體產生生理病變；天氣冷暖變化無常，適應不良，日常飲食營養不均衡，健康就會出現問題，情緒變得難以控制。違背陰陽平衡就失常道，經脈絡穴道錯亂，是導致體弱多病之因。

無氣不打坐，沒有麥子空推磨

身體丹田內部，空無一物不能聚氣，就不要學習打坐。如同石磨裡沒有麥子一樣，這個時候來推磨，磨子就是在空轉。打坐要懂得運氣循環，學瑜伽也要懂得運氣循環，如果丹田無氣的存在，這又如何能運氣循環？

打坐練氣功，意識可以守住丹田部位，但不可用意識來帶動氣走經脈絡穴道，這個原則應該要遵守。氣能聚合才能出現動力，氣足自然會在體內自動流通循環。氣動的時候，一切氣的循環動向，是應用全身肢體架式來帶動循環，這就是正規練拳術重視功架功夫的原因。

打坐練氣，就是先在身體丹田部位練氣，儲存累積氣動的能量，才能達成聚氣、盤氣、結氣成丹。丹田能聚氣，才能發揮內家武術氣功的精華，因此修道練氣者才會說：

「無氣不打坐，沒有麥子空推磨。」身體丹田內不能出現聚氣效果，就很難練出一身高深的武術內家功夫與禪定。

學習打坐的人會出現兩種不同成效。第一種就是不明打坐功法而來學習打坐的人，這種打坐會一個人靜靜的盤腿坐著，在神佛堂面前如枯木一般，閉目養神瞑想，求神佛靈光，狀似在休息。

另一種學習靜坐的人，懂得學習應用練氣來增加精血體能。首先培養丹田氣出現，再由丹田氣在身體內部排除氣的阻力，強化生理組織功能，觸發丹田自有的生機能力，開發出氣機動力，增生旺盛的精血。有旺盛精血，身體體能才有活動空間，這就是練氣化精血的第一個步驟。

日日靜坐，聚合神氣，啟動丹田生機，達到氣能固守丹田、溫養丹田，有朝一日在丹田部位出現能量的累積。能量一旦充滿丹田，氣機自然成熟，丹田自動聯結穴道，轉換電能頻率，全身出現微微的熱能，轉變為一股磁波動力，打通全身經脈絡線路，達到淨身的效果。這就是練氣第一步建立築基——由腳底湧泉穴扎根築基。

如果不能經過這一段扎根築基練功過程，一切靜坐效果就不能彰顯，所有的練功完全是在白做工，往後靜坐打禪一點成效都不會出現。

第六章：練功靜坐須知

人類的一生，總是為了生活，在適應外界環境的競爭壓力，為求生存而忙碌著；同時還會受到家庭、事業、人與人之間的感情糾纏，心生雜念，情緒不能穩定，增添許多的煩惱。

因此，身體正常感官知覺自有的感應能力，就會受到外在的雜念及其他因素干擾，而失去天生原有的靈敏度。

人類心情受到外來的情緒干擾，心就不能安靜，導致情緒不穩，身體氣血循環、經脈絡穴道電磁波傳導失去平衡，注意力不能集中，對四周的感應能力變得很遲鈍，甚至精神進入憂慮、緊張失神的狀態。

心理會影響生理，生理會影響心理，心理精神壓力大的人，呼吸氣息會轉為緩慢沉重。氧氣的補給、氣的循環影響一切生理正常功能，而生理功能出現阻力障礙，氣血循環的力量將會如同遇到寒冰凝固凍結，經脈絡穴道電磁波傳導功能受阻，身體免疫系統、再生能力退化萎縮，失去自有的平衡功能而失調。

如何由生理來影響心理情緒的穩定？

如果能調整心理知覺感官障礙，將心神意識力經由練氣功，發揮專注的意志力量，使神氣能專注在丹田處聚集歸中，眼神反觀往內存，降伏不穩定的心情，獲得到平衡效果，心因穩定漸漸進入靜態，就能排除外來意識情緒的干擾。

經過一段長期精神集中的訓練，意志力堅守崗位，六根知覺就能不受六塵外境所擾，知覺感應力就會因心神能歸一進入定靜，恢復人類一切器官感官能力，以及自有靈敏感應的正常本能。

心靜，放鬆心情，放下一切無明罣礙心，在無意識下就能自動調節疲勞的身體，恢復生理知覺感官功能，這是自在性能發揮潛在功能的效果。心神能歸一，進入定靜，可以穩定身心、保持生理器官平衡運作，因此就有人學習瑜伽、打坐練氣，到郊外旅遊、打球、運動、看海浪、聽音樂、唱歌，藉由暫時將意識放空，轉移煩惱的焦點，解放不穩定的情緒，達到身心平衡的療癒效果。

知覺與感覺

人類的知覺與感應能力，是隨心的意識知覺所左右。如果能放開一切，身心保持放鬆狀態，經由打坐練氣調息，達到氣的平衡，心自然就能平靜下來，眼神隨著意志力專注在丹田一處，六根（眼、耳、鼻、舌、身、意）感官知覺反應就會恢復正常靈敏的感應能力。

此刻就會發現，只要心靜，眼神意志力專注在某一部位，就會感覺到這個部位有些微微的熱能出現，似乎有細微、熱熱的磁波在體內流動；感應到身體內部器官出現頻率波在跳動的聲音，甚至身體皮膚會有靜電磁波在遊動的感覺。以上種種現象顯示，過去在日常生活中，因事務繁忙及情緒不穩定所失去的知覺感應能力已經全都回來了。

人類身體器官的感應能力不如其他動物敏銳，但只要能真正做到放空，將意識力集中在身體某一個部位，體溫將會隨從意志念力的指揮，隨著意識上、下、左、右方向在移動。

靜坐的人偶爾會感覺出心跳聲音，感覺身體的溫度在上升發熱，平時生活中所累積的情緒壓力，隨著心情放空而被釋放出來。因此，時常看到有些人學習靜坐初期，在道場有異常大哭大笑的表現，這是調節釋放情緒壓力的正常現象，源於全身放鬆後自然出現的身體自有調節功能。

意識思想念力是很細微波動的能量，這細微的能量被腦神經精神念力所控制。工作、生活中經常接觸電腦的人，注意力長時間專注在腦部、眼睛，讓意識之火在頭部集結過久，很自然會形成一種慣性，每次一看到電腦，氣就會習慣性的往頭部集結，很容易造成頭痛暈眩。

也就是說，在工作場所用腦過度，氣會隨著意識如影隨形，集結在腦部神經，不易散開。所以，時常盯著電腦或書本的人要特別小心，打電腦、看書的時間不能太久，要做適度的休息，按摩頭頸部，做些柔軟運動，並將頭腦意識放空或轉移注意力，保持身體氣能循環平衡，避免養成不好的慣性。

人體生理電磁波感應，因體質不同，反應也會不一樣。人的身體是以陰陽調節平衡在維持生命活動力，陰電磁波比較強的人，陰陽電頻偶爾會出現不平衡狀況，而陰電過度靈感會形成陰陽眼，時常見到陰靈出沒。其實對於有陰陽眼的人，我們也不必過於迷信，把它當成一種特異功能，這完全是身體磁波偏向陰性所造成，是可以用科學原理解釋的現象。

放鬆與放空

多元化的社會形態、每日上演激烈競爭的工作環境，以及面對來自家庭生活、人際關係、感情的問題，已對現代許多人造成不小的精神壓力，紛紛出現焦慮、妄想、執著、煩惱、情緒不穩定等症狀，同時身體氣脈停滯、穴道阻塞、氣血不通等生理病變現象，也因此隨著器官老化一一浮現。

因工作、感情不順利而憂鬱過度、日久成疾的人，不可能說要他們放鬆心情，馬上就能放開一切，解除一切身心障礙及煩惱。透過多元化的休閒活動，比如找個安靜的地方喝茶、喝咖啡、聽音樂、休息、睡眠，找朋友一起打球、洗三溫暖、指壓、旅遊、唱歌、登山、看海，幫助抒解壓力、放鬆情緒，也只能短暫轉移注意力，只能治標，不能獲得治本的療效。

從練拳、打坐、學瑜伽、練氣功的角度來談放鬆，與一般以休閒活動放鬆心情完全不一樣。練氣功者要懂得將全身放鬆、意識放空，再運用眼神神光集結意志的火力，帶動眼神會合調息，存積在丹田，溫養丹田氣，直到火侯成熟為止。

這裡所指的「放空」，是意識念頭完全放空，而非眼神的意志力，眼神神光意志力的集中，是練氣功時的一股燃料動力。

懂得打太極拳的人都明白，打拳時要全身完全放鬆，心情完全放空，才能將內家氣雄厚的勁力發揮出來。如果沒有練出丹田內家氣的人，丹田無力時要如何打出雄厚的內勁？要知道太極拳勁道力量的強弱，完全是依據打拳者丹田匯聚內力強弱來決定。

大凡一般人所練的太極拳仍停留在養生階段，不會去專練丹田氣這一門功課。如此一來，只能看見到太極拳柔軟、美麗的招式，很難培養出雄厚的丹田勁力，氣的勁道難以深入太極力量中心點，由內往外發動剛柔的勁道。

太極拳最高的境界，是放無所放、鬆無所鬆，在無我意識狀態之下出現太極運作法則，深入本來自在功能的陰陽交會旋轉狀態。這個時候因為氣聚丹田力運轉，進入胎息無我的境界，是發動先天真炁的最佳時機。發出真炁可剛可柔，隨順太極法則運轉自如，發勁力出於無形，四兩撥千斤，腳有千斤錘之力，將推之不動如山。

自發動功

往往有人學習練氣原理只知其一不明其二，只懂得利用氣來振動身體，排除身體內部經脈絡臟腑的污濁，不明白如何練氣補充體能、增強體力。

練氣者在沒能力創造出氣守丹田的部位，製造增強體能的方法之前，一旦觀念受到指導老師的指揮，暗示全身放鬆、意識放空，將腦波集中在身體某一個部位，並且提示要為他開啟穴道，要求配合感應，將會出現身體氣機波動的現象。

此刻受暗示的練功者會被引出一股自心的意識潛能，自發性的啟動腦波神經，指使身體內部自律神經系統，不自覺地全身抖動，發起內在的生理潛能，引出氣功態，這就是「自發動功」。

養氣如養虎，意識心火一旦集結成習性，意識火氣將會如同一頭猛虎，在胸腹腔部位隨時闖動。所以，學習自發動功者最好能練出配套功夫，由丹田部位建立傳導中心，穩定氣脈，降伏心火之虎，免得身體氣機一出現，心火就難於控制，隨便到處亂闖。

學自發動功的人更要懂得如何氣歸丹田，降伏不穩定的氣，否則時日一久，氣動現象漸漸的強大，而氣的動力大，在體內就出現不穩定現象，控制不了自發氣在體內到處亂竄，氣時常往上衝，闖進胸腔、頭部，傷害到自己的身體，就會感到頭部暈眩。

以意識帶動自律神經，出現氣機自發振動，將已萎靡不通的三焦氣脈、經脈絡閉塞部位，經過振動後打通，甚至利用振動力推動脊椎骨，可讓全身有舒暢的感覺。

這一股平時均分在身體內部的體溫火氣，屬於不平衡的氣體，在不知不覺間潛藏在體內，隨時會隨著意識習性出現在全身各部位。我認識一位朋友曾經練過自發動功，練到身體出現氣功態，以為自己功力強，有能力提氣替別人開穴道，而時常提氣成為慣性後，氣隨時聚集出現在胸部、手指及腦部，卻沒辦法均衡分散在全身各部位，後來引起胸痛、頭部暈眩等現象。

當時我教他訓練站馬步，拍打腹部下方，同時要求意守丹田、氣聚丹田，以意識帶動氣往腳底沉，勤練一段時間，將不穩定的氣守在丹田部位與腳底湧泉穴，身體就會慢慢恢復正常。

氣功態不是佛力加持

參加任何聚會，不管是聽音樂劇、參與政治活動或宗教儀式，只要有人氣聚集就會產生共構氣場，這是一般人沒發現或感應不出來的。

有些宗教團體就是利用這股人氣，由人體氣場所形成的能量，加上宣導、暗示、催眠，引發身體生理作用，啟動人體自發性的抖動，這就是自發動功，是身體出現自然擺動的現象。

人類生命來自宇宙大自然自在自有的自律系統，因此人體的生理系統自然具備免疫力、抵抗力，具有再生能力及新陳代謝的功能。人類在生活中思想意識不停地轉動，工作上出現煩惱壓力，導致生理原有的自律功能失調，因而形成不健康的身體，出現不健康的心態。

所謂自發動功，來自生理自發自律現象，只要懂得放鬆身體，放開心情思想與所有的生活壓力，進入靜態，再經宗教或他人暗示催眠、身心解放，身體自然出現生理氣動現象，恢復已失調的自有生理自律免疫、再生能力與新陳代謝功能，並且經由氣血循環解除身心疾病障礙。

擺動身體自然會產生氣血循環效果，使思想意識進入靜止狀態。所以有身心障礙者因身體擺動，製造氣血流通，感覺身體舒暢無比，並因思想中斷有暫時解脫之感，這就是某宗教的動機運用，一切行為與佛教修行法理無關。

藝人長期承受巨大壓力，生活不快樂，時常感到心煩，自發動功剛好可暫時解除身心壓力，因而相信某宗教人士有佛力加持，以為是佛轉世。現今台灣社會就是有很多人在迷信這種宗教，其實大家應該要更理性看待，才能勘破其中玄機。

念力

「念力」就是專注的精神力量，是眼神結合腦神經意識指揮系統，發揮腦力電波，達到集中意志力量。宗教信仰正面善念慈悲的禱告力量，就是依據精神集中祥和的念力，由祥和建立氣的穩定效果，恢復循環調節，發揮平衡功能，促進生理機能，提升自有的潛在能力，產生抗體抵禦疾病，以及均衡氣流循環、解除精神壓力。

念力集中，可以集結身體能量在某一固定部位。念力的集中就是能量的集中，能量的集中就是聚氣的凝結，氣能凝結出現熱熱的體溫效果，將可以抒解該部位的神經，具有緩解疼痛的效果。

例如，將念力集結專注在右手五個手指，此時腦神經系統就會指揮全身體能集結在該部位，引導精、氣、神集結在右手手指部位，而讓右手手指出現熱能，感覺到手指發熱。根據熱脹冷縮的物理原理，手指一發熱，就會膨脹增長一公分。

例如，胃部抽痛，可彎腰，將意識念力集中在胃部，就會出現熱熱的體溫，解除胃部神經所引起的疼痛。

例如，身體受傷紅腫，可用手輕抽紅腫部位，讓念力熱能協助凝氣消散，具有熱敷止痛的效果。

意識力量

人類思想的活動空間就是六根——眼、耳、鼻、舌、身、意，意識感覺六塵所建立的一個社會環境空間，所以生活在意識環境裡面的人類，所考量的一切事務完全是以自我人本利益為出發點，每一個國家、每一個社會誕生出不同的民族性，並且培育出種種不同的個人習性。今天的世界完全是人類意識所創造出來的，裡面充滿了貪、嗔、癡等無明意識的影子。

因此，人類迷失在自我意識本位主義的尺度之下，忙碌著思考人類的一切善惡，衡量是與非的問題。人類處在這種意識環境之下，身、心、靈已被意識思想形態所蒙蔽，完全失去宇宙遺傳給人類的潛在本能——顯露出自有的智慧，悟出真我的機會。

人類自我的意識時常被灌輸美好的遠景思想，天天處在催眠狀態，時常妄想有一個美好的生活環境、美好的愛情、豐富的物質享受，卻沒有察覺自己其實活在催眠之中。

意識形態本來就是無常態，所以人類不應該執著於世間無常的一切，一切種種都是無常，如過往雲煙。意識、感情的出現，製造糾紛傷害，到最後船過水過無痕，得與失之間是一種無常幻影。

練功者最怕的就是被套進不切實際的幻境，常用有極限的六根感覺在尋找真理，迷失在自我的意識理念之中，把意識感覺當成真實。

功夫層次不同，觀念就會不一樣，沒有好的功夫、師承背景，就沒有好功夫可學。未得到真功夫的常識，就不懂得去尋找有真實力的老師學習，而錯誤的功夫知識，則會將練功之路導向錯誤方向。

意識是六根（眼、耳、鼻、舌、身、意）拼圖出來的思想，身體不淨就會障礙到經脈絡穴道發揮自有無限的性功能，影響六根的辨識能力，所以意識學問就是有障礙的拼圖組合，人生就迷失在自己的拼圖中生活一輩子。

舉個例子來做說明。當我對學生說：「我將要催動天地能量灌輸到各位的頭頂上，你們要用你們的意識，從天空中想像拉出一道天地之光，射到你們頭頂的頂門中間，接收這一股靈光信息能量。」

這個時候學生們的意識接收到暗示，注意力馬上集中到自己頭頂頂門。由於意識集中的關係，學生們會感覺到自己的頭頂頂門，似有似無的，有一點點從天降下來的能量，出現熱熱氣動的感覺。

有一部分的學生會突然感覺到，自己的頂門有一點點發熱的感覺。大家感覺到已經接收到天地的能量，認為確實是由老師的功力將天地能量傳遞給學生，當場學生個個驚奇歡喜，紛紛讚歎老師的法力無邊。

但其實催動天地能量這件事，完全是虛偽假造的，學生們所感覺到的這一股氣，是學生被老師暗示，由自己意識所啟動的催眠作用。

學生被暗示將自己的注意力集中在腦部，形成氣集結在頭頂部位停留，這個現象並非是老師發功給學生收到，但有些傳法師會故意暗示這是在隔空發氣，傳送給學生隔空治病，以騙取別人的信任。

再好的醫生也有治不好病人的時候，何況一些平庸的醫生。當醫生看不出病人的病因時，就會說要再觀察一段時間，他也不會對著病人說：「您的病我看不出來，請找另一位高明一點的醫生去看吧！」醫生自己醫術不精，這種話說不出口，一說出口，面子一定掛不住，生意就沒有了。

當一位氣功師也是一樣，氣功師學藝也有深淺，碰到自己不懂的問題，他不會跟您說：「請您再去找別的老師問吧。」為了生意，他們往往隨便答覆，應付外行學生，反正學生自己也不懂，模糊說說也不犯法。因此，想學好功夫的人有沒有因緣很重要，遇不到明師就學不到真功夫，這是提醒想學好功夫的學生一些觀念。

學功夫最重要的就是尊師重道，因為沒有一位老師會把真道學傳授給不尊師重道的學生。真人難遇，真功夫難傳，自古好功夫都是在自家門派內自家傳，傳給自己的家門弟子，而真功夫更只傳少數有恆心毅力的專業弟子，且只能在嚴謹的門派家規管理之下學習。最精湛的功夫不可能未經過嚴謹的過濾篩選，而開放讓所有的大眾都來學習，普遍流傳在外。

自古以來，修行就是嚴謹的專業訓練，能得正道就能修得正氣。佛門四大護法金剛就是在維護正法，他們並不是在保護佛的寺院，不可能讓違背正道法軌的人有因緣親近到善知識。想獲得正道的人，必須先通過四大護法金剛這一道關卡，才會有機會見佛。

無意識狀態

無意識狀態並不是指正常生活活動下的狀態，而是宇宙自在的潛能運作狀態，也是修道者修禪入定的修為狀態。

人類腦部在無思無想的時候是最安靜期。心靈最舒服的時候，就是母親懷胎十個月那一段胎息時期，也是胎兒最沒有意識狀態、生命最無憂無慮的時期，我稱它為「無心意識狀態期」。

胎兒在這個時候處於無意識狀態，完全沒有意識思想。這個時候心意識退位，由元神在主導一切成長過程。生命默默的隨著臍帶性功能自有的生機，依從經脈絡穴道電磁波，以及太極、五行、八卦定律，推動每個細胞、每個器官慢慢成形，一切生命力完全依賴宇宙大自然生態自有的潛在性機能，配合母體供輸的血液營養慢慢的成長發育。

嬰兒出生之後，完全脫離母體，脫離無意識狀態。哇哇大哭三聲，活在母體胎息狀態的胎兒，馬上轉換為口鼻肺部呼吸，在知覺慢慢清醒的狀態下，打開六根意識，開始學習飲食、動作、語言，學著適應環境來生活。

在意識學習狀態下，隨著族群生活，慢慢的學習，慢慢的出現意識思想，開始辨識是非。經過發育成長，從生、老、病、死的感情世界，製造很多喜、怒、哀、樂，面對各種人生煩惱及健康問題。

要我說明禪定境界是如何？我只能說禪定境界的條件，就是出現無意識狀態，身心功能完全由性功能所取代主導，就如同胎兒在母體孕育成長時期一樣，立刻停止口鼻呼吸，進入宛如胎兒般的胎息狀態。當身體一切生理機能活動力，完全由陰陽、五行、八卦性功能運作所取代，經脈絡穴道自有的潛能將會啟動，發揮先天性功能來維持身體的生命力。

心靜與清靜

宇宙大自然本來自在自有的法則，就是動靜法則。動中有靜，靜能生動，動與靜皆是能量的世界。能見到的能量是動態，出現明顯的物質能量；看不見的能量，是靜態的暗物質、暗能量。

宇宙所表現的，是靜靜的處在真空狀態，永遠在循環體系下振動，所以人類能看見的，都是振動的感覺，對靜態的一無所感。地球每分每秒都在旋轉振動中循環，但人類感覺地球是安靜的，是靜態不動的。

其實動與靜是對立的，沒有動，哪裡會有靜；沒有靜，哪裡會有動。道家依據大自然法則太極理論說：「動靜本來同時存在，所以能進入清靜的基礎，是建立在動極入靜的狀態。」這種說法完全背離人類意識感覺所領悟的狀況。

心靜的現象是感覺的問題，心隨時都在動，但是心仍然有靜靜的意識感覺存在。這種感覺是心被轉移焦點，讓心的感覺轉移感官焦點，使憂慮、煩惱暫時解放，此時此刻身心沒有任何壓力的存在，靜靜的覺得很舒服。所以先知先覺者發現到，人類的意識感覺是有障礙的，沒有能力發現宇宙變化中的無常現象，把生活當中一切環境變化當成是真實的。

人類生活在假相的環境中，最大原因是背離動靜法則，失去平衡點。人類在舒適的環境空間，靜靜的享受音、聲、色，迷失在動的狀態之中，無法深入靜態的定位中心點，獲得動靜平衡的安定狀態。不明白原來靜是在動中求，動是靜中生，總是迷失在自我知覺意識，只求滿足自己膚淺的欲望。一旦心靜的感覺消失了，感情、壓力、煩惱又從腦海裡一一浮現。

求靜的人大都會參與寫毛筆字、畫圖等培養心性的活動，而藉由唱歌轉換心情、看書獲得豐富知識，透過旅遊擴大視野、增廣見聞，或以練拳、打球、跳舞活動筋骨，同樣可以抒解生活中所帶來的情緒壓力，這也是讓心暫時靜下來的好方法。

心靜與清靜是完全不一樣的情況。清靜的基礎建立在動靜中的禪定境界，禪定的基礎建立在淨化身、心、靈互動關係，在動靜兩態同時存在的禪定中深入無意識狀態，阻止身、心、靈的一切動態活動。一旦出現這個現象，就必須要恢復「無心意識狀態期」，像胎兒在母體內成長一樣，同時進入宇宙自有的潛能狀態。

此刻生命活動力完全回歸恢復自性本來清淨時的本能，生命力完全依據宇宙大自然生態的力量來維持，這樣才能接上真正動靜兩極法則的軌道，獲得清靜的目標。只要能掌控太極陰陽動靜原理，全身肢體感官能力隨著陰陽、五行、八卦軌道程式所指引，自然可以得見清淨心、見真性。

古修道人所說的清靜境界，與一般人對心靜的理解是完全不一樣的。

「清靜」一詞，已完全達到解脫世間習俗無明觀念，顯示出宇宙大自然自在功德的一種清淨環境狀況，在空無所空的無意識狀態下，進入宇宙大自然自有存在的性能世界。性能世界創造出天地平衡平等不二的環境，天地不分善惡、不分是非，展現世界大同清淨的空間領域，真空的清淨世界。

注意！我講的是在清靜中出現另一個清淨的性能空間領域，這個性能領域必須要在空無所空，極靜狀態下的禪定境界才會出現。能見性者，必然就是擁有自性功能能力的人，才有能力見性。

第七章：練氣淨身，獲得智慧品德圓滿

練氣淨身的目的，一求身體健康，無病長壽；二求得見性功能，獲得智慧品德圓滿。以練氣來當清淨水，用氣打通身體筋、肉、骨、髓及內臟器官，達到沐浴效果，排除身體內部一切污濁。

身體筋、肉、骨、髓、器官獲得淨化，經脈絡穴道功能就能通順無阻，氣血通順，神清氣爽，百病不生。同時，開發氣脈生理感官靈力信息通路，與宇宙大自然電磁波訊息接軌，進而了解宇宙生態一切訊息動向。

其淨化過程完全依循宇宙自有的動靜平衡循環法則，發揮潛在能力來恢復人類身體本來具有的磁能傳導電波感應系統，恢復超越人類極限的潛在能力，突破極限，開發無限的潛能效用。

地球萬物生命是大氣層內地、水、火、風元素所結合成的，所以人類身體具備四大元素風、雲、雷、電、雨、露的特性，擁有喜、怒、哀、樂情緒變化無常的特質。如果想要溶化地、水、火、風四大元素，分解喜、怒、哀、樂情緒的特質，就必須溶解四大元素的特質成分，恢復眾生自有先天真炁清淨的本質。

身體如含著無數沙石的金礦一般，經過清洗後脫胎換骨，再萃煉成為純金，恢復純金原有的特性本質，發揮純金自有的性功能，這就是古代道家所說的，身代表金礦，經由燃燒，成為純金的煉金術。

人類生命潛在能力，必須要如純金一般清淨無雜質的導體，才能傳訊宇宙最高電磁波訊息，開發出身、心、靈無上的智慧觀，擁有無限的潛在能力發展空間，達到智慧品德圓滿。

氣的原理

宇宙的形成由兩大元素管道所建立。一個是永恆存在宇宙空間中振動、循環、平衡的能量物質世界；另一個就是任何生命背後都必須要具備各種性功能來支撐一切活動，從性能中發揮靈性作用，否則物質能量結構體就不能成立一個活生生、具備靈性的生命力。因此佛教修行最重要的第一件事，就是要修行者能見自己的性能，從觀察身體器官性能活動中，悟出宇宙大自然生態，了解宇宙生命生、住、滅的真相。

談氣功的氣，先要說明氣的本質是什麼元素造成的？談氣功學則會關係到宇宙能量學，而講宇宙能量學就要概括整個宇宙大自然生態循環學。有人說：「氣就是地球大氣層空氣中的氧氣。」但氧氣的形成是地球大氣層經過物理程序，水、火、風循環所變化出來的。

大氣層出現物理程序，造成水、火、風三角互動關係循環，建立這個機制最大的因素，與地球南北磁場交流出現地心引力有關，是太陽系九大星球磁場環繞在太陽之下建立平衡機制所產生的現象。

再來說中醫理論所說明的氣，這種氣與空氣中的氧氣不一樣。中醫學說氣就是食物能中的熱量，是維持生命的營養經過器官消化所製造的一股能量，這一股能量在身體內部依五種性能補充五臟活動力。五臟有五種性能，各分五性互相調節，維持生命運作，建立相生相剋、平衡循環的功能。

對大氣層內一切萬物生命，空氣中的氧氣有助燃作用，可以用來活化動力。食物營養是動力的燃料，沒有氧氣配合助燃，根本沒辦法發揮消化機能，食物營養就無法在腸胃道內部生化出一股體能能量，血液細胞也得不到氧氣的滋潤。因此，唯有這兩種質量元素結合在一起，互相配合，才是維持萬物生命力活動的泉源。

宇宙大自然一切生態，都是在地球大氣層水、火、風循環所建立平衡的機制下所生，所以萬物生命完全是依賴大氣層內空氣的流通，以及吸收動植物的營養在維持生命生機。因此地球大氣層形成高低氣壓的物理動力，完全與人類身體生命力生理結構道理一樣，都是依據氣的原理建立生命活動的基本依據。

其實人類生命生理器官所有的結構，與宇宙星球物理動力性能學、資訊信息通訊科學的性功能結構，擁有一致性共通的理論基礎。人類生命力活動結構的運作功能，與天地大自然生態法則及物理科學息息相關，彼此之間具備共通的理論關係。

例如汽車性能決定汽車馬力應用效率的高低，電力、馬達性能精密度高低會影響汽車性能效力。同樣的，人類生命功能的組合具備宇宙一切性能信息能力，因此身體器官性能精密精純度的高低，就會影響人類發揮潛在靈性信息功能，所以練氣淨身就是排除身體的障礙，恢復自有的性能，將功能發揮到極致。

從各種性能的實驗中，物理科學一直在改進提升品質。例如：電冰箱、冷氣機、電鍋、電燈、電腦、汽車、飛機、火箭，雖然各具不同性能，但必須要有一個共通的動力電能，以通用的馬達動力來啟動不一樣的電機性能。在不同的電機性質學中，實驗各種不同的性能，開發出更進步、更高品質的性能產品。

從汽車性能應用馬達力量展現速度的推動，再發展出更進步、更快速的飛機動力性能，由空氣壓力原理開發出飛行動力學，製造火箭突破地球大氣層，飛升在宇宙太空軌道中。

不管是電力發電推動馬達在運轉，或是電子公司電子零件的製造過程，都會有溫度過高的情況出現，必須用水冷卻，保持溫度平衡。若套用在練氣，就是水火相濟、陰陽平衡協調。由此可見，物理能量科學與道家練氣功的過程完全相同。

練氣功者要先改變氣的質量密度品質，將之轉換為高效率精密度能量，再來開發經脈絡穴道，展現出自有的性功能，最後才談到守穴道、討論運轉氣行。這是想學習養生氣功，練武術氣功、修道氣功，所應該具備的基本概念。

氣功之氣，不是身體出現微熱體溫，感覺體內有股熱氣在流動，也不是一般呼吸新鮮空氣中的氧氣，而是這兩種氣配合物理現象所提煉出來的另一股氣機動力，如同水火燃燒出現蒸氣動力推動火車的那一股氣動現象。

道家練氣功過程符合應用物理科學原理。從大氣層地、水、火、風所培植的食物，經消化系統吸收營養，轉化成精血，成為活動生命力的燃料，再利用空氣中的氧氣助燃，推動精氣活動力，活化細胞群，維持生理功能運作，這就是養生氣功的一環。最後利用物理法則，提高性能品質，強化感官性功能力，直接接觸傳導日、月、星雲層系中的信息能量精華，轉化成一股高精密度能量，進入武術內家氣功態。

一個沒有電力的工廠，推不動機電馬達運轉。修行練氣功的道理也離不開這些動力科學理論。有高電動力，才能提高品質機械性能運轉，製造出更精密的好產品。高電力出現高電壓，就必須要有電頻調節器，調節電力，平衡維持溫度，才不會發生能量過高、過低的危險，這就是一系列的物理電子動力科學。

生老病死是自然生理現象

十二歲以前是孩童發育生長期；在十二歲到二十四歲之間，生理機能轉換成青春發育期；過青春期之後，結婚生子，身體就慢慢的在退化，轉入壯年期、老年更年期。以現代醫學及物理生化科學的發達，對於人類生、老、病、死的生理問題，至今仍然找不出完整、正確的答案。

人類的身體器官功能，只要能保持一定的平衡點，身體一定能維持健康。生命生理結構免疫系統、再生能力、新陳代謝功能，本來就有自然調節、穩定身體活動的角色任務及作用。但這些功能會因為人類身體年齡的老化，精血不旺盛，氣血不通順，筋、肉、骨、髓、關節退化成為陰酸性體質，經脈絡穴道線路阻塞，性功能力慢慢被封鎖而不能彰顯。

人類的身體受到種種內外因素影響，比如對氣候冷暖的適應能力、無法從工作中獲得成就感，心靈空虛、情緒不穩定、精神萎靡不振、面臨更年期等，造成體內水火不調，引起心火上升，容易動怒，與人爆發衝突，且往往難以控制。

為了彌補身體精血不旺、氣血失調，改善筋、肉、骨、髓退化現象，疏通經脈絡穴道功能，也為了幫助身體排毒、減輕肝腎負擔，平時就要好好維持新陳代謝及免役系統再生功能，所以必須要學習練氣養生之道。

這些養生原理必須合乎宇宙大自然生態法則，因此才會有道家修行人利用練氣功來增生精血，從旺盛的精血提煉出氣的密度品質，應用身體的溫度提高生熱，由熱氣沐浴筋肉骨髓，清除已經退化的老廢細胞，活絡經脈絡穴道循環，排解體內陰酸性體質，恢復新陳代謝，強化免疫系統，保持內臟器官功能運作正常。

至於如何穩定情緒、抒解壓力，同樣也可以應用練氣功，調節平衡身體生理機能，導引呼吸系統平順和諧，全身氣脈運行通順暢快，隨時協調身心機能，保持穩定樂觀的狀態。如此一來，既能抗衡外來心理情緒的不平衡，又能保持內心心態的穩定力量。

命賴氣養，氣動化精

此身之來，為一念所生，一氣所結。念動役氣，氣動化精，精血和合，溫養十月，脫胎而成，斯乃今日靈活色身之來源也。是知氣因見命，命賴氣養。——合陽子

此身之由來，是一念所生。照佛教的因果理論，所謂人的一念，由隱藏生命力累世千百萬億念的種子結合而成。一氣所結，說明生命力是集中宇宙所有的生機性能力量所結成。

氣是地球大氣層水、火、風、太陽能轉化出現平衡溫度，由高低氣壓壓力所分解生出來的。

胎兒由父親的精、母親的血媒介完成陰陽組合，藉由父親一股念動役氣，氣動化精，精血和合，在母親肚子裡溫養十個月，脫胎而成，這就是生命。所以懂得氣的原理運用，就能追尋到生命出生的由來，了解生命必須依賴氣來養育生存。

念動役氣，是意識力配合陰陽調節法則，出現一股氣機熱能，滲透打通筋肉骨髓，減緩身體退化速度，讓身體生理機能活動恢復靈敏，是平衡穩定身、心、靈性最好的一種方法。一方面有助於調節心火，當作練氣功的燃料燃燒，消耗掉體內過盛的火氣；另一方面加強氣的儲存，聚集生熱，經由聚氣所集結的動力，激發丹田部位周圍神經叢，以及副腎活化細胞，增強精血活動力。

精血氣旺盛的人，自然身體生理器官功能活動力量增強，情緒也比較強烈。如果經過練氣明師指導，懂得練功心法訣竅，調節體內氣機，達到陰陽水火相濟，應用平衡循環降伏心火上升，就能穩定生理、平衡情緒。既能時時保持氣血旺盛，又能控制心火保持中和，維持氣血流通穩定的狀態。

心火在身體內部是一股燥熱煩心的動力，也是維持身體活動力的一股激發能量。心中燥火不能平衡，水火相濟，就是腎水失調。心火旺盛的人容易衝動，個性剛烈，被人罵一句、酸一句話，馬上就會心火上升，並在第一時間予以反擊。

練氣可以平衡氣血、融合精血，是調降心火最好的方法。

利用心中這一把燥熱火氣，用意念聚集守住丹田部位，練化一段時間，將氣能儲存在丹田，促動生理性功能的發揮，轉化成豐沛的精血，增強體能。再由這一股旺盛的精血力量，配合技術開發出另一股精密度的磁場，由熱生化微電磁波振動傳導滲透，慢慢打通身體筋肉骨髓，淨化身、心、靈，獲得日日精神旺盛、神清氣爽、感應力加強的淨身效果。

由於身體的淨化，氣血循環沒有阻力、沒有壓力，身體經脈絡穴道自然就能發揮潛在的性功能。這一股性功能自有的潛在力量展現，有助練氣養生、練武術內家氣功、往修道之路，能夠發揮人類最大的自在潛能力。

練氣淨身分內外兩種淨身功夫層級

從近代中醫生理醫學的角度說明，第一種練氣層級是應用身體精、氣、神的體能來練筋肉骨髓，屬於外層氣功修為，是一種保健身、心、靈的養生氣功。如果用物理科學的角度分析，練氣是物理現象，應用物質固體、氣體、液體循環的物理作用，在身體內部增強體溫冷熱溫度，與氣壓壓力有直接關聯，可以說是養生氣功及武術硬氣功層級面的功夫。

第二種練氣層級是應用水、火、風三大元素的物理循環法則，在身體內部增強熱能體溫，將熱氣提升滲透到筋肉骨髓內層，完成後天體質，轉變筋肉骨髓質量，達成脫胎換骨的目標。

氣能打通經脈絡穴道，必然會提升其性能潛在能力，開發隱藏在生命力自有的潛能，練出武術內家氣功，最後再往修道（佛門道家禪定）之門前進。

高層級內家氣功的培養，從身體實驗中測試，利用水、火、風物理循環系統，藉由汗水排出體內污濁，淨化筋肉骨髓，顯露出經脈絡穴道的潛在能力，發揮超控電磁場波、電訊、轉頻能量機制，以及多頻傳訊導體系統，傳訊連貫日、月、星磁場訊號，完成古人所謂的天、地、人三才合一。能出現這種層級者，必須要有武術內家氣功、佛門道家禪定氣功基礎。

養生氣功的原理，依身體生理結構做出實驗，完全是配合地球大氣層內部地、水、火、風，固體、氣體、液體三態物理平衡循環振動原理，保持大氣層氣候、溫度來適應地球生態，依順一年四季的環境變化，推動一切萬物自有的生機功能，維持萬物永生不息的循環動力。

用溫泉淨水沐浴身體內部筋肉骨髓，有助於身、心、靈得到舒爽平衡安定的感覺。如果能用清淨的氣來沐浴身體，讓血氣循環更加通順，就能保持神清氣爽的感覺，而這種快感只有懂練氣的人才能夠體會。

練出一層功夫，身體就排出一層熱汗污水，淨化身體內部一層污濁。淨化身體內部一層污濁，就能解除一層氣血障礙；而能解除一層污濁障礙，就得一層逍遙自在；得到一層逍遙自在，就能生出一層智慧。

身體出現細胞腫瘤，是新陳代謝、氣血循環出問題。身體氣血循環不良，累積壞細胞成固體狀，就是未來的細胞腫瘤。血液循環不良，出現混濁現象，凝結血塊就是血液中的固體，而血液及細胞成固體狀，則是身體健康最大的敵手。

人類身體在日常生活之中，最容易出狀況的，就是胃腸消化系統。常常拍打丹田，讓臍帶發熱，恢復再生能力，加速腸胃蠕動，有助消化系統正常運作。此外，拍打可以促進體內排毒，代謝壞死細胞，配合吸收充沛氧氣，淨化血清、活絡細胞，將固體熱化分解成液體，再藉由汗水將死細胞排出體外。

以上過程，就是利用身體氣血強化氣動的能力，讓氣體保持正常循環，增強體質、改變氣質，達到改善身體體質、氣質的明證。

第八章：養生氣功

配合氣的平衡循環，防止體能消耗

一般人對養生法的認知，多認為是為了身體健康，利用運動活絡筋骨，消耗過剩的脂肪。例如：慢跑、太極拳、有氧舞蹈、瑜伽、柔軟操、健康操、網球、羽毛球、上健身房等。至於拳擊、武術、搏擊、劍道、柔道，這些比賽運動項目雖然可以消耗體能，幫助氣血代謝，但與練氣養生談不上關係。

所謂養生氣功，就是運動者配合呼吸，利用氣的循環效果，將消耗掉的身體體能，應用循環機制平衡補回，均衡身體的能量，讓身、心、靈處在中和平衡的狀態下，完成氣血循環、新陳代謝的目的。

運動可以保持筋肉彈性，活化血氣循環。但是，在運動中消耗的體能元氣，必須要懂得補回來，不懂得補回體能元氣，去做任何過度消耗體能的運動，是不健康的。

激烈運動是年輕人的專利，不管是打球、田徑賽跑、拳擊、武術，都是很耗體力的運動。做完全身出汗，回家洗個澡、睡覺，補充今天消耗的體能元氣，隔天早上起床，精神飽滿如一尾活龍，感覺很舒服，體力完全不受影響。

體力恢復快，是年輕人的本錢，殊不知年輕人運動以腰力「丹田」為主軸，以腳底為身體施力的支撐點，時常運動腰部到腳底，是保持體力的重點。

依照古人專業用語，古代練氣相傳的步驟為：練精化炁→練炁化神→練神還虛，但在開始「練精化炁」階段之前，其實還有一個「練氣化精」的重要步驟存在。

自古至今，練氣功夫是非常專業的一種技術訓練，時代背景因素讓氣功傳承資訊隱密，所以好功夫的獲取更是不容易。練功法步驟來源不明，讓近代想學習真正好功夫的人，吸收到的練功訣竅和知識都不完整，一切所學停留在練氣增加精血活力的初步階段，功力始終無法再往上提升。

練氣養生最重要的，是要懂得練氣技術，懂得利用身體的姿勢，如打太極、八卦拳的動作技巧，在身體內部製造增強精血氣的動力。一方面聚集能量在丹田部位，另一方面做出正確的導引動作，完成氣脈的循環效果。能懂得做出正確的姿勢動作，就是最好的導引技術，絕對不能用意識來做導引身體氣流的動作。

例如打太極拳，身體就要配合氣的循環作用，依據太極原理旋轉。要練到抬起手腳當下，身體能保持平衡，維持氣的循環。

一吸即提，就是在吸氣的同時，藉丹田收縮的力量，將全身的氣往下壓、往地心沉，身體的氣遇到地氣，隨著大自然法則反彈回升，全身氣能時時隨應天地氣交會，配合太極循環同時運轉，如此才能發出強大的內在勁力，發揮武術內家氣功威力，並且達到養生的效果。

運動常見的傷害

我常在運動場及公園看見很多中老年人在慢跑，還有一些中老年人喜歡爬山、健行，活動筋骨，吸收新鮮空氣。

雖然慢跑、爬山能消耗身體多餘脂肪和蛋白質，容易讓身體出汗水，全身發熱活化血氣。可是這些中老年人在運動過程中，因胸部呼吸肺活量短促，氧氣吸收不足，常透支體力、缺氧氣喘，出現突發性心臟疾病。況且，慢跑、爬山不能活絡氣血循環，達到平衡的效果，反而會增加筋肉骨髓的運動傷害，骨關節方面很容易出問題。

中老年人過度運動，體能消耗過多，雖然能透過適當的睡眠休息，補充體力，恢復元氣，可是再生能力畢竟比不上年輕人，所以能補回來的元氣還是有限。因此，在日常生活不知不覺之中，體力漸漸透支、消失，在精氣回補不及的狀況下，活動起來會越覺吃力。

老年人胃腸器官營養吸收能力差，精、血、氣血的流通代謝停滯，血液含氧量不足，容易疲勞、嗜睡，或有失眠的困擾。如果運動體能元氣消耗過度，身體免疫再生循環能力自然降低，影響新陳代謝，尤其高血壓、高血糖、膽固醇過高的人，要預防心血管疾病的發生。

氣脈的流通與淨化過程

強化氣脈的流通，就需要練氣配合養生方法。中老年人時常拍打丹田，聚守丹田氣，是最簡易補充體能的方法。

拍打丹田部位的目的，是恢復丹田臍帶再生能力。藉由長時間的練習，慢慢喚醒臍帶恢復自有的功能，由意識力的聚合生熱，滲透筋肉骨髓，活化細胞再生能力，這就是淨身。

氣的累積使能量增加，將丹田部位的體溫升高，再度活化臍帶已經失去的自有功能。熱氣經臍帶周圍神經叢，慢慢的滲透到全身，以及手腳四肢末端，有排汗淨化身體筋肉骨髓的作用；拍打振動力能清除積留在體內的毒素，讓食物遺留在血液中的毒素，隨著大小便、打嗝、放屁、排汗，慢慢的分解排出體外，恢復生理器官生機。

氣能發揮貫穿筋肉骨髓的能力，滲透到內部的經脈絡穴道時，氣的形成就需要聚集一股強大的滲透力量，才能推動身體內部氣的循環。這一股強大的滲透力量就不是一般人的身體精、氣、血能力所能辦到的事。

人體的穴道經脈絡線路都隱藏在筋肉、骨髓、關節最內層，因此身體的氣不能貫穿到筋肉骨髓密度裡層時，氣的阻力作用就沒辦法貫通骨髓，接觸到身體內部的經脈絡穴道組織。

氣的力道能通過阻力，貫通肌肉骨髓，滲入經脈絡穴道，才有能力淨化體內污濁，隨著汗水排出體外，提升感官信息能力的效果。

硬氣功

最後來談一談硬氣功這一門學問。氣功前面加上一個「硬」字，顧名思義，氣能聚合在身體皮膚表層，讓筋肉骨髓及皮膚承受重力打擊，簡稱它為「硬氣功」。硬氣功硬到身體不怕被拍打、重力撞擊的程度，這是平時練功不斷的拍打身體，讓筋肉骨髓時常適應重擊，所訓練出來的潛能效果。

不要誤以為硬氣功就是一門武術內家氣功，這可是不一樣的。內家氣功所練的氣，是氣由內聚至極處而出現反彈，隨機應變出反彈於外的強勁力氣。硬氣功完全是氣聚會在肢體頭部、筋肉、骨髓、皮肉外層上，與武術內家氣功的氣是匯聚在丹田穴上運作不同。

硬氣功與武術內家氣功訓練技術與訓練過程完全不一樣，一個是氣聚結在筋骨表皮層，一個是氣聚會在丹田穴經脈絡穴道內部，隨時可以隨著意識發勁，兩者方法應用完全不一樣。

人類身體內部生機能力隱藏著無限的潛能，氣聚身體筋肉、骨髓、皮膚、肌肉外層，全身時常接受長時間拍打、撞擊訓練，拍打頭、額、全身肌肉，或以刀槍刺喉結。

聚集外氣出現保護層，集中在身體部位，慢慢就能適應拍打、撞擊力，身體出現自動調節潛能，增強肌肉、皮層的忍受程度，越來越能承受外來的打擊力量。

廚師在酷熱的廚房工作，就能訓練出耐熱耐火的本領，這完全是生命潛在能力能承受的範圍表現。武術硬氣功的訓練方式，不就是如同廚師的手訓練到不怕火熱同樣的道理嗎？

第九章：內家武術氣功

中國武術拳套的創造

中國武術拳套的創造，是觀察宇宙大自然生態動靜循環原理，配合身體內在的經脈絡穴道，依據氣脈路線在行走所配套出來的武術技能。

先要培養丹田內在氣脈，順著陰陽、五行、八卦通路動向，後才有外在的技能武術技巧來配合。因此，有太極拳、八卦拳、形意拳、梅花五行拳種種內家武術的創立，古練武者也有名訓：「練拳不練功，到老一場空」。

一般武術學習者，在師門下練拳術，最多只能學到三年功架。兩年拳術之後，就是三年兵器，大部分的學武者只能專練這三種習武過程，很少人有機會能再提升，學習到完整的武術內家氣功，最後再往修道之路進階。

不可否認的，太極拳有調息的功能，功架、拳法動作也有導引內氣運行的作用。但是，丹田內部如果沒有練出內家氣，結出能量來配合運轉，一切武術功夫功架與拳法只能算是在動動筋骨、活絡精血，保持身體的靈敏度而已。一到老年，精血消耗過度，對後半輩子的養生效果仍然幫忙不大，這就是「練拳不練功，到老一場空」的原因。

一般學武者為什麼無法再更上一層練習內家氣功？最重要的原因是，練內家氣功要懂得練丹田氣，應用丹田的力量支撐體能。要將隱藏在身體內部的經脈絡穴道氣脈路線打通，也要懂得練氣步驟的一切心法與口訣才有可能練成。

學武者最重體能，在打鬥中不能練出內家功力，支撐源源不斷的體能，只能依靠年輕時候旺盛的體力，但這種體力會隨著年齡老化而衰退，仍然不能支應戰鬥中瞬時萬變的戰鬥體能。

一個練武者只懂得拳術技術的應用是不夠的，速度快、狠、準，以技術、體力來獲得比賽最後的勝利，就像西洋拳擊和搏擊一樣。這種武術比賽的選手，有不少人一打完賽，就整個人累倒在地，體力完全消耗透支，結果對身體傷害更大。

最明顯的例子是，沒有內家功夫做基礎的人，在打完一、兩趟拳術後，就會覺得很累，體力不支，後繼無力；練過內家氣功的人在練拳，可以運用丹田內家氣功，配合天地大自然法理吸收能量，由丹田發出源源不絕的內力來練武打拳。拳出與拳回內外同時配合拳招招式，引導內氣隨著經脈絡穴道運轉，發揮內在的通路途徑循環運作。藉由內力潛能的發揮，拳越練越有勁力，身體狀況隨著氣的流通，感覺通暢舒服。

身如氣輪圈，丹田如車輪軸心

身體氣脈如車輪輪圈，丹田氣動如輪軸軸心旋轉。車軸心一轉動，車輪圈必定跟隨著軸心轉動；同樣的，車輪旋轉，車軸心必定會隨著轉動。車子只要輕輕撥動車輪軸心，輪圈必定很輕易的隨著車軸同時旋轉，與人力車拉動車身原理、汽車馬達發動輪軸旋轉原理是不一樣的。

依據輪軸互動的關係，人力車要拉動車身非常吃力，這不就是應用體能在打外家拳嗎？能煉出丹田氣如丹珠，發動內家功力，就是輕鬆的發動丹田氣輪軸心，丹田軸心一發動，全身氣脈就自動隨著丹田軸心在循環轉動，宛如汽車加油發動馬達，由馬達中心啟動輪軸軸心，輕而易舉的快速啟動。也像是武俠小說情節，在丹田穴氣的中心點出現一股龍捲風一般的力量，以柔化剛，發揮勁道威力，能量綿綿不絕。

反之，沒練出丹田氣的人，再怎麼用「意識」撥動身體外圈的任督兩脈，雖然感覺身體表層氣脈有在轉動「車輪」，但實際上外力「意識」沒有能力轉動輪圈。輪圈不能轉，輪軸必然不動，丹田氣不動，全身經脈絡就不會通，這就是氣在身體表層空轉。

一吸即提，吸氣出拳的同時，丹田軸心出現綿綿不絕、用之不盡的內勁力量，全身經脈絡穴道隨著拳法循環運作，氣在全身內部平衡通暢無比，在打拳之中覺得所打出來的拳，越打越有勁，精神和一般的打拳人完全不一樣。

進行武術、搏擊賽事，體能過度激化消耗的結果，往往肢體會承受不了，生理機能過度消耗，身體老化越來越快速，很容易對身體造成傷害。這種過度消耗體能的運動選手在外國很常見，就像不懂得應用太極循環原理回補體能的練武者，一生就只懂得練拳搏鬥，雖然練出全身不怕打的硬功夫，可惜就是不懂如何練出內家氣功，由氣的轉化，形成一股內家罡氣，保護自己的身體。

定久寂然，是謂歸根。歸根則有動，而返乎靜矣。靜極復動，先天一炁，有感必應，我即以動應之，在外心息相依，神氣合一，使同定而不妄馳，是即水府求玄，起巽風而運坤火也。——徐海印•《天樂集》

武術最高的境界就是深入定境，氣聚歸根。氣能歸根，入丹田軸心，全身放鬆，心隨同入靜態。

在無我、無意識狀況下，配合身體經脈絡穴道性功能力的傳導，先天一炁，有感必應，我即以動應之。在外心息相依，進入心息相忘，神氣合一，氣定位而不亂馳，即是從水、火、風中開發出能量物理法則。

這就是依據太極動靜原理，能量在氣的旋轉中聚合歸中，建立動靜平衡，動中有靜，靜中生動，迴旋循環，隨機進退，剛柔並濟。

先天真炁在身體內部維持經脈絡穴道循環，氣如渦輪壓力，展現綿綿不絕、如雷擊一般的內家功夫，力舉千斤重物，腳會合地心引力，穩如千斤鎚，不動如山，氣功傷人於無形。近代傳說中的武術高手霍元甲、黃飛鴻，以及梅花拳歷代祖師當中就培養出很多更厲害的神拳高手，從梅花拳歷代祖師考證中可以證明一切。

有些武打明星、運動選手體力透支太多，就會走旁門取巧，為了使出超越體力的極限，利用藥物補充消耗過度的元氣，常釀成突發性藥物中毒或慢性疾病身亡。這種耗費體力的武術行為，一旦上了年紀，隨著身體的老化，會出現更多的健康問題。然而追究原因，主要是練武者沒有能力在丹田部位練出內家氣功，隨時保持身體平衡，藉由氣的循環回補精、氣、神。

霍元甲、黃飛鴻等清末民初的武術神拳高手，他們的武學內家功夫來自獨門家傳，氣功已達收發自如的境界，如太極動靜狀態一般，保持體能綿綿不絕、用之不盡，在體內循環不止。能夠發揮這種內家武術氣功者，再配合快、狠、準的武功拳套，打敗西洋拳王是必然的結果。

身體湧現旺盛的精血，才有體能配合陰陽太極法則。經氣的轉化提升，出現電磁波，再由這一股磁波電頻能量，在身體內部打通筋肉骨髓，配合經脈絡穴道發揮潛能滲透力，日日淨化身體，幫助脫胎換骨，防止筋肉骨髓老化。

配合腦神經系統出現電磁波信息，感應接收宇宙大自然自有的法則，淨化身體經脈絡穴道骨髓。筋肉骨髓已淨，減輕氣阻，經脈絡穴道自然發揮自有的潛能性能功力，這就是少林寺最得意的易筋洗髓淨身功夫修練過程。

練內家氣功的目的，是要利用丹田部位，依據太極原理煉出內丹丹藥。所謂「內丹丹藥」，其實就是結合天地信息能量，配合身體內部關竅、經脈絡穴道信息的運轉，所吸收凝結成在身體丹田穴內在的能量。

煉內丹丹藥一定要懂得打通體內關竅路線，發揮經脈絡穴道本來自有的性能能力。想要打通體內關竅、經脈絡穴道，就要懂得開發關竅、經脈絡穴道線路的法理訣竅，而這一定要拜師入道門，請師父來開關竅、指導心法口訣，才不會走錯方向。當然，在古時候神仙傳奇，被神仙點關竅、接受指導證道者，這種福分是可遇不可求的。

打通氣脈

不是只有練氣功的人，身體內部的氣脈才會流通，即使不練氣功的人，平時氣脈照樣順著自有的能力在流通。

生命力就是由全身氣脈的流通在維持生命活動，所以即使沒有練氣功，全身氣脈還是會自動流通，否則經脈絡穴道、氣脈就沒有存在的必要。

但問題出在，沒有練氣功，氣脈只流通在經脈絡穴道的外層；有練過氣功，就能增強氣動的能力，把氣滲透到經脈絡穴道的中心內層，這就是有練氣與沒練氣的差別。

當然，外層與內層所展現出來的潛在能力差別就相當大，這一點必須事先說明清楚，免得造成混淆，以為沒有練氣的人身體經脈絡穴道機能就沒什麼作用。

內家功力的培養，身、心、靈質量的轉換

精、氣、血是人類身體維持生命的體能，這些體能質量完全類同地球大氣層地、水、火、風的密度，也維持著同樣等質的頻率。由於氣的密度相同，如果想要滲透筋肉骨髓是有障礙的，只有利用氣頻的轉頻，改變精氣，提升質量品質、密度精純度，才有能力滲透貫穿肌肉、筋、骨膜、髓內層。再由滲透壓力中生出高熱，藉著汗水排出代謝死細胞，以及食物消化後積累在血液中的毒素，排除氣流阻力的一切障礙。如此一來，才能讓身體內部經脈絡穴道恢復清淨，發揮本來自有的性功能，接收傳導同頻等質的磁電訊息。

內家武術氣功的修練，必須要求懂得打通身體關竅、穴道、經脈絡線路結構的明師，協助打開身體關竅、指導修行口訣，開發出超越人類潛能力的極限，表現特異功能，而這就是宗教修行過程中常提到神力與神通。

首先要練出丹田氣，完成結丹成果，再由丹田氣的運作，增強精、氣、血。由精氣轉化出一股高熱壓力，時時貫穿筋肉骨髓內部，排除一切污濁，這就是傳說中的少林易筋洗髓功夫。筋肉骨髓污濁障礙已除，隱藏在內部的經脈絡穴道，自然就能發揮本來自

在自有的功能，在身體內部維持循環，時時排解清除體內一切污濁障礙。

身體內部濁氣除盡後，筋肉骨髓完全清淨，改善質量品質，自然經脈絡穴道線路通訊無阻，身體就能時時保持輕安喜樂，靈性感官信息能力接觸宇宙電磁訊息力而增長，知覺的信息領域就會擴增善知能力，提升淨化身、心、靈，智慧就會隨之出現。

這一套淨化筋肉骨髓的完整功法，就是少林寺保持神秘、不傳外人的內家氣功。少林寺武僧弟子想學到這套易筋洗髓功，得要是輩分高的傳人弟子才有資格，一般弟子想學是很困難的一件事情。這一套武術內家高層氣功，將是修練者能不能進入修道之門，必經的一道重要關卡。

從物理定律說明，第一階段練氣養生學聚氣，湧出旺盛的精血，從熱氣體出現壓力，淨洗已凝固的物質，再由熱蒸氣力量將它化成汗水（液體）排出體外，獲得身體陰陽平衡、加強氣血循環的養生效果。然後依循生理管道，從經脈絡穴道的開發，排除體內氣的阻力，提升氣的質量頻率與密度，轉換成磁電能場，就進入第二階段的煉精化炁。

從第一層級的養生功夫提升氣的品質，才能進入武術內家氣功的階級，再延伸深入第二層級的修道功夫。第二層級的功法，所依據的理論基礎層級超越養生學層級。從開發生理結構、質量能場開始，整個過程與物理、生化、光電、電訊實驗科學原理，都有直接或間接的關聯。

從地球物理基礎地、水、火、風循環原理，水力、火力、風力都可以發電的基礎原理準則出發，啟動身體生理結構同等質量的地、水、火、風，配合陰陽理論、動靜循環原理依據，在身體內部產生磁場、光、電能轉頻，完成大自然生態平衡、循環系統，甚至聯結傳導大自然能量信息，來提升人類生理器官功能潛在能力，由靈性感應宇宙時空一切物質能量電磁波頻率。

人類六根（眼、耳、鼻、舌、身、意）所能感覺得到的物質能量頻率，與地球物質能量是同等質量關係，物質經質變、量變將會轉換提升身體感官信息功能範圍，感應出非物質、非能量的暗物質、暗能量空間世界。

所以要練出丹田穴的能量儲存功能，讓身體維持一定的能量，隨時增加體能累積，從氣能量的累積中提升精純密度，突破生理有限能力的障礙，淨化改變身體質量的體質、氣質。氣質品質的提升，是排除感官功能障礙最好的效果，如此就能擁有更高境界——知的領域空間，這就是生智慧得到善知識來源。

有清淨的身體，自然出現清淨、無障礙的生理感官視野空間，得到無障礙清淨的思想觀念。突破人類知識極限的空間領域，去觀察時空物理世界種種，這就是全知識，這就是無一切障礙的清淨心。

身體清淨就能超脫地、水、火、風四大元素，隔絕不穩定的質量變化干擾，有能力控制不穩定的情緒（喜、怒、哀、樂的無常個性），突破一切感官功能無明障礙來纏身，獲得六根（眼、耳、鼻、舌、身、意）清淨，完全恢復人類本具有的自性功能力。得道者將擁有自行自在的大自然全知識，突破感官極限，感應到宇宙的信息能力，將生命力回歸宇宙大自然本來真面目。

在氣功網網站有同學問到氣的品質高低問題，其實真炁沒有分任何等級，只有能量能量的精純度越高，品質就是無染，越無污染就越清淨。佛門講清淨，就是在說明精純度密度高低的問題。

身體能量與氣的精純密度高低有關。身體的質量、氣的品質由修行來轉換澄清，身清淨明徹，氣就越是精純；氣精純，視野寬廣無障礙，自然帶動心境清純、潔淨明亮。能看清一切，解除無明，這就是清淨心

古修道者功夫與智慧都很高，修行境界不能用人類一般有限感官知覺，以及知識可

以來理解。智慧高的原因是，修道者能感應人類知覺所不能感應到的宇宙信息真相。修道者的靈性感應力，是經過修行練氣、發揮潛能、深入禪定，以自己的身體當實驗室，測試開發出生命力無限的潛能，而使心靈擁有宇宙一切的信息傳訊能力。想要擁有這些成果，要經歷累世、累劫，累積出真實力，絕對不是從任何書本、佛門道家經典所能吸收到的知識。

從第一層練氣養生功夫完成後，一定要經過明師指點關竅明路之後，才有機會提升進入第二階層，練出武術內家氣功，進而獲得修道真功夫，最後進入禪定內境，觀察非物質潛在的能量世界。

第二層功夫完全是專業化的武術功夫訓練，練功步驟從武術氣功深入到修道氣功，身體能量必須經歷多重多層的密度轉頻變化，將身體體能身、心、靈感應信息能力提升，以達到武功神化神通的地步。

武術內家功夫是修道入門必經之學，中國道家全真、梅花拳、武當、青城，佛門任何宗派修行，禪宗、密宗、淨土宗、天台宗、少林寺、峨嵋山等寺院僧侶，一切修道過程都必須經歷這一段內家練功階段，轉變身、心、靈，淨化筋肉骨髓，發揮人類本來自有的潛能力之後，才能進入修道的道門。

物理博士學位不是輕易就可以得到的，何況還有學無止境的博士後研究工作。小學開始學加、減、乘、除等基礎算術，國中生學幾何，到高中微積分才算進入理工學科的重點課程項目。更何況還要唸四年大學，經過碩士班二年、博士班四年研究，順利送出論文，才能拿到博士學位。

練功夫修道的層級，同樣得經歷類似、堅困的學習過程。小學六年的算術學習，就像在練第一層級的養生氣功；第二層的武術修道功夫，類似國中生學習幾何、高中生學微積分，未來還有大學、研究所、博士班層級的功夫，有待一一完成，可見過程是何等漫長艱辛。

中國武術最早的內家氣功

中國春秋戰國時代是道學、武術、中醫、儒學教育最興盛的時代，當時出現老子、孔子、墨子等諸子百家，尚有兵學家鬼谷子、孫武、伍子胥、張良等聖賢，都出生在這個戰國時代。

春秋亂世，武將名人個個出眾，是中國最古老、最早的武林時代，武術風行全中國，精煉打造的名刀、名劍，都在這個戰國時期出現。

凡出生將門子弟，武功都很高強，神勇威武，力大無窮；戰場上的武將，個個身懷武功絕技，都具有強大殺傷力，在前線奮勇殺敵。經中國史學家考證，梅花拳、梅花樁就是起源於春秋戰國這個內亂朝代。

以武術內家氣功來說，能練出武術內家氣功的人，就能借助天地能量運氣，身體具有特異功能，力大無窮，宛如有神力襄助。其實神力的擁有，就是武術內家氣功所練出來的。

傳說項羽極為神勇，手中武器重量就達百斤，騎馬大戰沙場三天三夜，仍然不覺勞累。三國時代，關羽老爺手中握的大關刀就有近百斤重，張飛、趙子龍、呂布個個神勇威武；大唐薛仁貴在野史傳說中身具九牛二虎之力，兒子薛丁山如父親，名將羅通、郭子儀等，也都曾在當代展現神威，戰功留傳後代青史，成為家喻戶曉的歷史故事，並被改編為各種中國傳統戲曲。

野史傳說中，提到這些名將武術功夫的來頭淵源，都說來自仙人指點，受鬼谷子

（王禪老祖）所點化，而宋朝女將樊梨花是驪山老母的女弟子。宋朝有楊家將、楊家女將、岳飛岳家軍，一切武功淵源都與道家修行功夫有密切關係。明末名將戚繼光武學來自道家，傳說當時退休修道，獲得證道成仙，至今尚在人間遊歷山間鄉林。清末民間傳奇人物金山和尚是武狀元出生，行動如布袋和尚、濟公和尚，常以洗腳水幫人治百病，逍遙自在，遊戲人間，還聽說革命家黃興就是他的弟子。近代神拳高人，北方有梅花拳韓其昌、吳體胖，南方有霍元甲、黃飛鴻等多位武術內家功夫高手。

中國的武俠故事，如宋朝《七俠五義》，御貓展昭與五鼠白玉堂的恩怨，演出經典武俠傳奇；《水滸傳》梁山一〇八名英雄好漢替天行道，有武松打虎、宋江、晁蓋、林沖、魯智深等武功蓋世的傳奇故事；還有清朝少林弟子洪熙官、方世玉。雍正皇帝爪牙擅使血滴子，呂四娘暗殺雍正皇帝，火燒白蓮寺，出現飛劍傷人等種種神話打鬥情節；後來才有金庸小說《神鵰俠侶》、《射鵰英雄傳》、《天龍八部》、《小李飛刀》這類，以少林、武當、青城、全真教傳奇人物為主配角，並將當代武功盛行的景況做為背景，改編民間英雄恩怨情仇等動人心弦的故事。

可惜小說中傳說的高深武功，至今各家大門派仍然是保密到家，少有人知道練功訣竅心法，更少有人懂得如何下手來修練，至今幾將失傳。就是現今名門大派之中，也只有極少數的自家傳人弟子，才有機會在隱密中擁有完整練功口訣，否則就是拜師登門學藝。然而，往往學上十年、二十年，這些弟子們所學的、所能接觸的，仍然是一般養生武打基礎功夫。

舉例梅花拳秘譜、梅拳概論，說明內家武術功夫的神格變化。

梅花拳五勢變化本來自「陰陽之理，太極之功，動之則分，靜之則合，無過不及，隨屈就伸，一氣貫串，剛柔相濟，步隨身換，氣隨意發，蓄勁如開弓，發勁似射箭，知寬知窄，隨高隨低」。

太極之功，最重要的精神就是陰陽要平衡，只有陰陽處於平衡狀態時，未來趨勢才能變化莫測，難以預料。《易經·繫辭》說：「陰陽不測之謂神。」這就是天地變化的玄機，宇宙的奧妙。

從梅花拳秘譜的說明中可以理解，梅花拳乃依據太極、五行、八卦所演練的內家氣功。在動靜平衡狀態下，開發潛力，累積身體精血能量，提升本自行有的生理感官、組織架構功能，打通全身經脈絡穴道線路，配合陰陽、五行、八卦法則平衡原理，一氣貫串，剛柔相濟，步隨身換，氣隨意發，勁力如開弓步，發勁似射箭快速，知寬知窄，隨高隨低，一一開發身體潛在能力，展現特異神功。

梅花拳將拳法融合在天地陰陽變化中，上通天，下通地，將天、地、人磁電能場信息結為一體，互通來電。身體氣電化身在宇宙任何空間物質能量之中，配合宇宙大自然一切能量電磁軌道信息運作，古曰：「玄機奧妙。」

第十章：佛門道家氣功——禪定

氣功淵源於佛道兩家，實在無可諱言。但若說佛門中人對氣功一門學問，秘而不宣、諱而不談、棄而不顧，並非事實。

西藏密宗修密，就是練氣功氣脈法輪。禪宗祖師，直指人心，明心見性，仍得練氣淨身。佛說：「四大本空，五蘊無我。」佛為何明白地、水、火、風四大本空？可見佛的禪定功夫，已經達到內證證明，發現物理地、水、火、風質量轉變的無常現象，完全與練氣有關。

真正能明心見性的人，必定要有深厚的禪定氣功基礎，但是如果進入禪堂問起氣功的問題，老禪師一定不會和您答話，免得未見性的人增長身執，誤導修道養生，出現偏見，往向增壽強身，偏離見性宗旨。

例如，少林、武當、全真目的都在修道，平時練氣功就演練拳術，練劍術則是應用外形來導引內氣，平衡循環，淨化身體易筋、洗骨髓，達到脫胎換骨的目的。

藏傳佛教稱為「密宗」，分紅教、黃教、白教、花教、黑教。其實密宗稱之為密，就是修氣脈、明點、法輪，目的在積攢修行資糧。因佛法以藏密於身，身中有密，佛在身中求，這就是密宗強調「即身是佛」的重要論點。修身淨身的過程，是開發身體訊息潛在量能，發揮無障礙的生理性能，轉變身體質變、量變的問題，所以修身清淨只能修，不能說，免得被轉移焦點，難見真性。

道家練氣，與佛門天台宗「小止觀六妙門」所說的治禪病法，以淨身為首要，本來就是同出一轍，這只能算是養生氣功的一部分。小止觀曰：「心配屬呵，腎屬吹。脾呼、肺呬聖皆知，肝臟熱來噓字至，三焦壅處但言嘻。」這些同道家練氣有關聯，都是簡易養生吐納導引氣的六字訣。

佛教的定學，能令人長壽，這是肯定的。長壽是定學的副產品，正產品就是明心見性，由定生慧而見性。

在禪定中能大徹大悟的人，一定在禪定上下過很大的煉氣功夫。目犍連尊者在《法蘊足論》中廣釋四神足皆從止惡修善出發，所以氣功的出發點是道德的。這裡所說的「止惡」，所指的是污濁之氣障礙到身心清淨，心生煩惱；「善」指的就是無煩惱障礙的清淨心。佛教戒、定、慧，其中「定」和菩薩六度中的禪波羅蜜，實質上所指的就是高級氣功的修為。

禪定的成因

宇宙雲河系內的太陽系，有九大行星圍繞著太陽循環。循環的原理所在，是宇宙星系磁場在振動中互相牽制，建立平衡關係而形成軌道循環系統，由平衡循環創造出天地大氣層、創造萬物生命的根本。

振動、爆炸、收縮、壓力的出現，造成宇宙不能平衡的時空。在不能平衡的宇宙時空突然出現一股強大力量，將不能平衡的時空調節出平衡狀態，這就是循環的力量。宇宙最大的力量就是平衡，唯有平衡才能將振動、爆炸、收縮、壓力轉化成均衡，建立平靜的基礎，這就是禪定的成因。

儒家孔孟思想將宇宙平衡循環原理、教育人民生活行為所效法的依據，說是中庸之道。道家老子則對宇宙平衡循環定律說出：「道可道，非常道，道仍是天地育養萬物生命的根本，非語言可道。」佛門將宇宙平衡循環之道用禪定解釋成：「不可說，不可說。」概括一切非語言道所能解釋的宇宙真相。

禪定一詞。

若以物理科學生命生理、心理醫學的角度，解釋禪定對身體內部生理變化所產生的狀況，以及心理變化狀態所出現的過程，做出一切詳細的分析說明，這樣就能讓很多想學習練氣功、修禪的人都能聽懂，且對於推動修道之門將有很大的幫助。

胎兒從一出生，六根（眼、耳、鼻、舌、身、意）意識感官知覺辨識能力就會如影隨形，並且支配生命力所有活動，一輩子跟隨著人類生命，永不停息。

人類身體沒有六根意識，就沒辦法支配生命活動力，以及生活中的一切辨識能力，支配人類一生生命生活活動的力量。因此，生命力所建立的活動環境，就是意識思想共同所建立的社會環境，這就是世間。意識思想創造社會一切行為規範、法規，包括民主法規建立，以及科學的發明，這就是社會所組合成的生活共業社會團體。

推動六根意識的根源，就是六根性——眼、耳、鼻、舌、身、意；維持六根性感官功能神經樞紐的，就是經脈絡穴道線路。因此，六根意識知覺的活動信息，就會干擾經脈絡穴道信息通訊自有的潛能。如果想觀察推動生命力性功能的動向，就必須停止一切意識思想活動，而這也是必須練氣修得禪定力的原因。

利用禪定的力量，阻斷六根意識活動的環境，意識力思想一旦停止，語言論道就中斷，如同胎兒活在母體子宮無思無想，生命處於胎息狀態，完全表現出宇宙本自有的能力。

佛曰：「不可說，非語言道。」

《道德經》云：「道可道，非常道。」

禪定者如胎兒一般，本不思善、不思惡，無意識回歸自性性能自在自有的活動空間，不受自己任何意識思想所干擾。當下自能觀照察覺，隱形在身體內部經脈絡穴道潛在自有的本能，一切性能活動的軌道，這就是見性，又稱為出世間。

宇宙是建立在平等法則，在陰陽、動靜、平衡的循環中建立三昧體系。天地造化大自然一切生態法則，一定是在平等、平衡、循環的太極法則下所成立。因此，佛才會說：「一切眾生平等，本具足如來一切功德法相，可以來明證。」

談平等，就是太極陰陽循環建立平衡中和之態。宇宙萬物在平等法則之下，一切能量在動的法則出現質變量變，因動極而生反，再度進入極靜狀態的動靜平衡點，建立動靜、平衡、循環三角關係。宇宙大自然生態本來就沒有高低等級差別的問題，這就是太極圖所象徵的法則定律。

如果練氣功修道者能擁有太極法則，建立動靜、循環、平衡點，維持與宇宙循環平衡的信息相應關係，並具備有觀照察覺宇宙內部動靜兩態的能力，這就是禪定悟道的成因。

宇宙時空物質能量電磁波只有頻率密度高低的問題，分別出現在各不相同的頻率階層，與領域空間互通訊息，同頻會聚，異類相斥，各不干擾，這就是天清、地濁。天有多層天，地有多層地，磁能電波信息互不干擾的宗教論述。

清者為天，清淨沒有等級，只有精純密度的問題，所以修禪定者必須時時納清吐濁，返回極樂世界，深入色界天，回歸無色界天。

練氣者在清淨真氣的沐浴淨化之下，身體恢復清淨自在的本來，表示身體生理功能障礙已全部清除。以氣沐浴身體筋肉骨髓、細胞組織，質量信息頻率密度就會提升，經脈絡穴道性功能感官信息沒有任何阻力，自然能接觸吸收到宇宙寬廣的信息能量，而導致電訊信息能力提高。這就是在禪定當中表現自性功能力，出現潛在能力無限的發揮，超越人類感官潛能力，進而獲得特異功能。

宇宙大自然科學就是一切性能能力的表現，修道過程也是展現性功能的能力，與近代電訊、物理、能量、生化科學都有直接關係。

物質是依據性能的轉頻率而存在於每種個體。在物理、光電、電訊、能量、生化頻率中，有不相同等質的物質能量，依密度的高低，隱藏在不同時空階層，如磁場、光能、電能、粒子、分子、原子、核子、電子、微中子，各自有自己存在的性能頻率，維持共振卻存在不同層的領域空間。

身體能清淨，生理功能無障礙，六根（眼、耳、鼻、舌、身、意）性能感應出現潛能而提升，進入無障礙的性能信息空間領域，觀察宇宙一切真性軌道，而獲得一切智慧信息。身、心、靈自然就能入流亡所，入流在無意識狀態下，同感身受，顯現在清淨的性能國度裡，觀照察覺生命生、住、滅一切循環活動真相，這就是佛教所說的見性生清淨心，進入淨土世界。

煉精化炁，煉炁入定

中國道家說：「宇宙任何物質、能量、生命，都是由宇宙最原始的能量，先天一炁所分解生化演變創造的。」先天一炁，依文解義是「無火之氣」，知覺所不能感覺到的能量，這是古代沒有科學實驗認證下，對宇宙所不能察覺的非質量物理科學賦予的一種代名詞。

量子物理科學家們發現，物質能量的本質是非物質的。因此物理物質三態（固體、氣體、液體）之外，在宇宙整個空間內部應該仍存在著第四態，而且第四態是隱形的，不冷、不熱、無聲、無色的非物質體。

先天一炁是否今日物理科學所指的暗能量，不可得知。中國道家在幾千年前，科學不發達的時代，竟然能知道在宇宙時空有非物質能量的存在，確實是相當不可思議的事情。

中國道家所說的「先天一炁」，可能是量子物理科學家所發現（或尚未發現）的量子物理中的第四態，或是最近物理科學家所發現的暗物質、暗能量，那麼隱形藏在第四態的量子物理，就是道家所說先天一炁的可靠性，就會相對增強許多。

能量的質量變化，本來就有看得見、有形的物質體，與看不見的非物質體能量兩種形態。地、水、火、風是看得見、感覺得到的物質能量；原子、粒子、核子、電子等，或科學尚未發現的非物質能量，完全是看不見且感覺不到的暗能量、暗物質，只要這些暗能量一旦分裂，展現振動爆炸的威力，就超出一般物質能量的千百萬倍。

煉精化炁，煉炁入定，乃依據宇宙物理定律動靜法則建立原理，這對一位修道入門者而言，是難如登天的一門大功課。自古至今，真正懂得這一門功夫訣竅的真人，仍然是少之又少。況且，真功夫口訣向來秘而不宣，每一個門派都很保守，不隨便外傳非自家弟子的人，所以流傳到現在，懂得練功口訣妙法的人越來越少，真功夫幾乎都快要失傳了。

炁有「先天炁」與「後天炁」分別，依同類相聚的原理，在沒能煉成後天炁之前，就不能夠和宇宙本來存在自有的先天炁聚會同源。想煉出後天炁，就必須學得後天炁的組合與生理器官性功能結構，以及開發生命力潛能的技術。

也就是說，想煉精化炁就要懂得一套完整的訣竅功法，依練功步驟來修練。依生理軌道循環步驟，開發自有的潛能，推動生理結構活動力的經脈絡穴道組織系統功能，從練功的功法中一步一步的完成，修築出一套完整的生理架構原理工程。

如果不懂得怎麼煉出丹田氣，增強精血，再轉化後天炁的一系列過程，自己盲目的東學學、西學學，東套西，西再套東，完全不懂練功步驟的訣竅法則，僅在紙上討論練氣問題，是一件很危險的事。

真炁是宇宙中最原始、密度最精純的質量，與宇宙自在的體系性功能配合，演化出宇宙大自然生機，創造宇宙大自然一切生態。

《道德經》云：「吾不知其名，象帝之先，強名曰道。」真炁在天地之間循環，不生不滅，不動不靜，是宇宙最精純、非物質體系中的高頻能量，隨著宇宙性能轉化分解，演化出物質、生命在宇宙大自然天地之間活動。

宇宙一切物質生命，由真炁隨著宇宙各種性功能體分裂所生。人體丹田穴是宇宙一切能量的導電信號結構中心，是宇宙磁電光能電頻均衡的唯一部位，具備調節高低電頻電壓的功能，疏導全身經脈絡穴道及筋骨髓皮肉成長代謝。

一個平凡的身體，如果沒辦法轉換出氣質、體質的精純密度，完成能量聚結累積，讓氣從匯聚盤整中轉換成電磁波能量，依據自有生理性能系統，自動接收無限層級的電磁波頻率，轉換調節各層級能量頻率，顯露出身體內部生理構造的導電能力，又如何能接收宇宙一切導電系統，聚合更高、更低頻率及所有隱藏的明暗質量電能呢？

練氣功的過程，將體能轉化成氣流動力；從動靜兩態的演化，才有能力開發丹田穴道，淨化身體——日日沐浴身、心、靈，改變一切生理感官結構，感應大自然空間高低頻率電訊信息，強化身體磁場電能。

先天一炁穴出現，才是幫助淨化沐浴身體最好的導電磁光體泉源。依同頻相聚的原理，身體不清淨，氣與炁的電頻感應就不同等質量，因此要有一個完全清淨的身體，提升身體質量頻率的精純度，才能感應出宇宙中最清淨的先天一炁，淨化身心。

精血是身體活動的體能，是維持生命的活動力量，但仍然是宇宙之中最低層、粗糙頻率的生理能量。氣血質量雖然低層粗糙，但可以應用太極陰陽動極靜極而反，完成變頻的原理改造轉變，返回先天自有的本能，恢復宇宙自有的本來。

有旺盛的體能建立丹田結構，轉化氣血，勤於清除身體筋肉骨髓一切污濁，氣能量的累積將越練越精純，時時在體內循環排除污濁，循環沐浴一個清淨無染的身心。改造超越身體原有的質量，完成一個全身無障礙的靈光電導電體，這時候真炁就會自動歸位，匯集在真炁穴中心，顯露出小宇宙自在的本能，發揮經脈絡穴道自在的性功能力，聯結吸收宇宙大自然中每個層級的電訊信息系統。

練功修道，必須天天堅守練功功課，不得休息。久之功夫有成，自然就會培養一股堅強的意志力，時時聚氣守住丹田。這一股意志力量能時時固守，就能慢慢磨練自己堅強永固的心性，身體內部才能聚合為平衡身體能量的中心定點，以陰陽、五行、八卦組合架構藍圖，展現出宇宙本自有的動力、信息網路，這就是禪定中內部的玄妙世界。

氣穴息，炁穴現

客曰：「聞之地仙，只知氣穴，而不明炁穴，請問炁穴之妙用？」

合陽子曰：「此古仙不傳之密旨也，必因真師而訣破之。蓋聞炁穴藏於氣穴之內，必氣機息而炁穴現。先天一炁從虛無中來，從此而來也，金丹得來，了道證真之聖地也。噫！不可以言說矣！」

先天一炁密度精純是人類知覺所找不到，存在於知覺所不能察覺的時空內部在活動著。如果想感應到宇宙中的先天一炁，就要轉換身體穴道性能體質，將氣穴轉頻轉換成炁穴才有可能。

氣穴與炁穴類別，兩者在身體經脈絡穴道組織位置是相同，氣穴是生理機能單一部位，另一個是生理機能結構所組合的傳導中心，兩種結構體的功能效果就不同。養生氣功所運用的就是氣穴運作，武術內家氣功與佛道氣功就得運用炁穴才能發揮生命力潛能，達成高精密度傳導電磁波信息的目的。

客問：「聽說地仙只知有氣穴的存在，而不明白炁穴，請問炁穴之妙用如何？」

合陽子回答：「這是古仙人不傳之密旨，必須由修道已成的真人指導訣竅心法才能獲得。傳說炁穴藏在氣穴內部，雖然同處在一個部位，但因頻率不同，互不通信息，必須氣穴停止運作，炁穴功能才會出現。

「先天一炁從虛無中來，這是煉金丹了道證真之法門，只能隨同在修道真人身邊學習口訣，口傳心授，這種口訣心法很難用語言、文字說明白。」

自古以來只有少數人獲得真傳，依口訣修出炁穴，古今中國名門正派的修道功夫，口傳心授口訣仍然很神秘，不隨便外傳。因為道家修道門派規矩森嚴，老師傳授不當，必得承受學生造業之因果責任。合陽子修道有成，才會提出來，說明氣穴與炁穴有別，讓外界知道一切真偽。

練氣功得長壽的人就是地仙，一般人練氣功只是要求獲得健康長壽，因而以養生氣功練得長壽，但仍然不是在修成正果的行列之中。近代中醫學與現代氣功學術相結合，只知道人體內部有經脈絡氣穴，大家所談論的都是打通氣穴，用針灸及推拿拍打經脈絡線路。

依我所知，現代中醫學理論與現代氣功，多局限在養生保健這一層次，少有人清楚談到身體內部還有炁穴功能存在。

道家丹道鼎爐

不管是養生說，或是道家煉丹成仙修煉過程，丹田穴就是生命力潛在能力的結構中心，是人體生命活動力最重要的部位。修道者發現，在丹田部位開發生命力潛能，是修行起源重點。

所謂煉丹，說明白一點，就是將身體內部經脈絡穴道共構組合，製造出一個煉丹火爐結構中心點，這個結構具備陰陽、五行、八卦性能體系，應用丹鼎鍋爐構造水火蒸氣動力的原理，從身體內部氣的能量提升再提升，轉換頻率中經過調頻，提煉出「高分子能量」——比氣更高精密度的丹藥。

丹田穴是蓄存高能量的轉換調頻中心，由丹田穴發揮身體性潛能用途，展露超越人類被局限的性體功能，出現無限的特異功能現象，如神通這一類傳說。

道家煉丹，是融合天、地、人能量的聯結，創造出一致性的統一共同關係，蓄存轉換出現高精密品質質量的結晶。目的在發揮高頻密度能量，配合生命潛在的無限性能，聯貫宇宙任何信息的通訊訊號基台。

人類身體所依賴的食物營養，只能夠維持生命活動所需，如果想強化身體的感應功能，就必須煉出另一股更高精密度的能量。提煉更高能量，所欠缺的是技術提高性能上的問題，如何從實驗中來強化身體體質氣質轉頻技術，是中國道家煉丹術、佛門修禪定煉氣的一門高深技術，這一門學問關係到宇宙物理科學、生物科學、醫術科學技術所有的領域。

淨身入禪定，恢復一切清淨

佛門禪定建立過程與道家煉丹方法如出一轍，必須求拜明師傳授氣穴脈絡結構圖，打通全身經脈絡關竅，建立氣機，在動靜兩態中聚合，達成太極循環狀態，形成一股超越身體潛能力量，貫通全身經脈絡穴道網路，將氣穴功能轉換成為真炁穴功能，進入煉精化炁領域運作階段。

後天真炁，經由任督兩脈時時運轉，洗滌沐浴淨化身體，如同金蟬脫殼一般，一層一層的將體內廢氣雜質排出體外，清除身體內部混濁（脂肪死細胞），清除氣的阻力，恢復自有的潛能。

思想念頭及氣脈脈息已經住止，在無意識狀況之下轉換成胎息呼吸，生理氣穴功能由炁穴替代運作。此時此刻全身已成清淨體，出現罡氣罩護，置身天地先天真炁訊息道場，時時沐浴在光明境中，身具光明，一切外來污濁及邪毒氣難再侵入。

成就禪定的力量，是心的意志力聚集。日日勤練氣功，淨化身體筋肉骨髓，達到脫胎換骨，恢復本來清淨無障礙的經脈絡穴道性功能力。從禪定中照見光明琉璃身（自性的本相），獲得明心見性，破除一切有障礙的六根意識無明見，自然心不動、心不起貪婪，排拒貪婪的心魔誘惑。禪定的力量，是一股清淨的正氣，日日精進，可以戰勝懶惰，排拒懶惰心魔，防止感情情緒，拒絕感情魔障的侵犯。

從身的淨化，接觸到宇宙清淨正氣的熏染，清淨心排除六根意識的無明，解除心的執著障礙，獲得智慧充滿，清除每個人心中各不相同的一切意識、分別心及無明障礙。最後，大家同時出現一致性共通的見地，且皆建立在平等、不二境的性能體系，沒有辯駁，這就是開悟。

衝動的火氣、怒氣、悲傷，以及貪婪的心念，如一股強大的風雨侵襲著身心，是污染的貪嗔癡心，侵襲本來清淨的性功能體。只要能深入禪定境界，達到淨身效果，身清淨，心自然就能清淨，性的自體潛能就能恢復本性，由風雨外緣所生起的衝動、怒火、悲傷情緒及貪婪心完全消失，依然八風吹不動，動搖不了禪定中不動的清淨之心。

身心已經清淨了，無明見地意識都消失了，完全沒有自己個人的貪婪成見，沒有我見，沒有你見，沒有他見，一切觀照都在清淨領域照見，歸依在正道的軌跡同步，這就是大同世界，大家都是一樣平等，佛門曰「一佛乘」，道曰「得一」。

修道的人能悟道得道，當然就沒有自己個人的私心行為空間，一切行為隨著道清淨的蹤跡潮流而行，隨同宇宙大自然生態、自在的性能力發揮。這就是「道生一，一生二，二生三，三生萬物」，太極陰陽生生不息的生機功德。

禪定世界是非物質世界

人類生命，是宇宙自有的性功能結合宇宙自有質量所創造出來的。因此，為了尋找人類生命的真相，唯一可行的方法就是見到自性，觀察追蹤性功能動向，依性功能組織結構，再感應宇宙大自然生態的真相。

如何追蹤性功能真相而見自性？這要從禪定的成因來說明。因為生命的存在來自身體，身體的存在來自宇宙大自然生態，宇宙大自然生態則是由宇宙自有的性功能結構組織所創造出來的。

人類生命是宇宙大自然自有的性功能所創造出現，所以要追蹤尋找生命的本源，當然要從身體性能結構組織，尋找出生命存在的理由。但是，問題出在性功能是非物質世界的真空態，宇宙一切生命都是由真空生妙有而出現，所以要見真空世界就必須修禪定，在定中觀察非物質世界的性能結構，是唯一可行的辦法。同時，能了解性功能真空態，便可明白物理質量世界結構形成的因素。

根據道家的說法，宇宙大自然生態是非物質能量先天一炁所生，天地尚未成形以前，先天一炁就已經存在。清澈光明瀰漫在宇宙任何時空，靜極而動；經過時空變化，依據陰陽、五行、八卦原理，從分解中分類出各種等級物質能量，造化天地一切萬物生命。

超越物理質量的非物質能量世界，或名暗能量世界，只能修得禪定所出現的觀照能力，滲透觀察非物質體內部清淨光明的性功能結構變化。修道者唯有親自觀察性功能結構，依據動靜兩態性功能結構體的軌跡，從自己身體實驗中獲得滲透質量的能力，才能發現非物質物理世界種種性能力結構。

知止而後能定

知止而後能定，定而後能靜，靜而後能安，安而後能慮，慮而後能得。

——孔子•《大學》

知止而後能定，知就是知識、學問、思想，知覺是人類身體生理正常現象，如何能停止？要是知覺全停止了，不就變成沒有靈性的木頭人嗎？可見孔子所說的知止這一句話，是大有學問的，讀大學篇的人不能不理解，為何知覺停止而後才能定的道理。因為唯一能讓意識知覺停止的，就是深入禪定境界，在定中將意識知覺轉變為觀照知覺，可見孔子說的知止，就是建立在禪定無意識的狀況。

一切知覺、知識、思想進入無意識狀態之後，才能進入定境中來觀照。觀照就是已經無障礙六根，出現清淨念頭。意識創造世間社會國家環境，所以佛教常說要眾生停止意識，不執著社會環境的是非、善惡種種，這就是佛教所說的出世間。

禪定的形成，是練氣氣動達到至極，動極反而造成身體結構平衡，可將隨意識浮燥亂動的心，完全制止於不動，歸入清靜，這就是定而後能靜。

心不受意識情緒所干擾，所以靜而後能安。安就是心處在清靜的光明境不動，從不動念中出現，觀察清淨境中的一切萬象，了解一切萬象就是擁有智慧的來源，由清淨的智慧破除世間一切無明障礙。這就是心安而能明，明能慮即是得善知識，這一系列過程就是修學儒家禪定的功德門。

故常無，欲以觀其妙。常有，欲以觀其徼「竅」。此兩者同出而異名，同謂之玄，玄之又玄，眾妙之門。——《道德經》

這段文中所表達的「常無」二字，就讓現代人想不透、摸不著邊。常無，欲以觀其妙，妙就是不能表達出什麼道理，謂之玄妙。對一個沒有禪定實境功夫能力的人來說，常無欲觀其妙是什麼？根本就體會不出來。

《道德經》說的「常無」，與佛門所說的「真常」同一道理，而「常有」就是佛門所說的無常現象。

常有些學生在問：「無常與真常的問題，應該如何辨識、如何分析？」

人類生命體系本來具備無常與真常兩大結構系統。無常是物理變化現象，宇宙的物理法則，造成質量成、住、壞、滅，造成生命生態生、老、病、死。真常是轉換物理出現無常現象背後那一股不滅定律法則，是創造宇宙、隱形在宇宙時空不動的性功能體系，這就是佛門要求學佛必須要見真常、見自性的重要原因。

「常無」所表達的是見自性後，對宇宙事物已經沒有障礙概念。能見常無者，就是見自性者，見性者就能觀察到性功能的玄妙內境。能見自性，即能破除世間一切無明障礙，包括見一切物理質量變化的無常現象，故以「常無」兩字視之。

在沒有科學實驗的時代，想要解釋宇宙一切質量頻率，或物理、生化、資訊、能量、信息現象，是非常困難的一件事。何況修禪定者往往都能深入質量頻率內部，觀察出一切物理及高精密度的非物質能量。近代科學已經發現暗物質、暗能量的軌道，以及「色界、無色界」的物理能量世界。

「常有」，又是以兩個字定義，表達宇宙的萬有多層質量物理世界。常有，欲以觀其徼「竅」。常無的玄妙意境已經消失了，恢復後天意識力所見到的，就是常有的物質世界。有就是已經恢復物理平常態，這時候就要懂得觀察性功能的一切竅門。

常無與常有，本來是同根生。一個質量體，另一個是非質量的性功能體。一種物質個體出現兩種不同等質的物理現象，各有各的名稱。沒有科學實驗依據，稱之為玄妙，玄之又玄，是修道過程的玄機妙化之門。

古代沒有物理科學實驗室，因此一切物理現象都用玄妙來表達，表達語言所不能表達的物理現象，所以存在非物質界的常無，宇宙空間真空的性潛能狀態，就只能用觀其妙來做出無法表達的說明。

人能常清靜，天地悉皆歸

> **清者濁之源，動者靜之基。人能常清靜，天地悉皆歸。夫人神好清，而心擾之；人心好靜，而慾牽之。常能遣其慾，而心自靜；澄其心，而神自清。自然六慾不生，三毒消滅。**
>
> **——太上•《清靜經》**

「太上清靜」四個字，意即無上的清靜。依文字義的觀察，來了解清靜與動靜清濁的關係，從這幾個字義來表達存在宇宙時空中的真理是什麼？

中國道家在三千年前應用動靜、清濁四個字的定義，說出道的真理，反應出宇宙星球雲河系太陽系，如雲層一般在旋轉循環依據的真相。

道家說：「這是太極法則。」

宇宙大自然生態循環的物理現象，道家以動靜、循環、平衡三大特性法則，應用太極陰陽黑白，陰中有陽，陽中有陰的旋轉圖，將動靜程式定位，以太極圖完整的呈現出定義。

同樣的，宇宙大自然中「動」和「靜」所涵蓋的真理是什麼？又如何來解釋聖賢對這兩個字定義的物理關係。動到至極才能生靜，動中有靜就是定，是動與靜建立一個力量中心平衡點。這就是儒家中道，也是道家應用動靜完成丹的基礎，是佛門「外離相為禪，內不亂為定」的理論基礎，與太極陰陽動靜法則同根源，宇宙大自然生態不生不滅、循環不止的理論依據。

聖人的智慧領域，是從觀察宇宙大自然的動靜兩態中出現平衡中心點，發現有無限大的動態、無限小的靜態。在動靜態兩極的互動中互動，互動不能平衡，就出現無限活動空間、無限頻率層級的領域，出現無限始末的萬象，所以人類不能用有限的知覺感官，六根意識（眼、耳、鼻、舌、身、意）的領域來觀察宇宙的變化。

如同物理科學家們在說明那些原子、分子、量子、電子物理科學實驗理論，必須要有實驗儀器及應用實物，經過實驗成果來證實它的存在，而並非一般非專業人士所能聽得懂的專有名詞一樣。

三千年前道家說出宇宙自有的物理定論性能法則：「清者濁之源，動者靜之基」。這是在缺乏科學依據的時代，道家所說出一句很玄妙的理論，說明清與濁、動與靜的互動關係。

宇宙生命世界，無清就無濁的存在，而動則是靜的基礎。清濁、動靜兩極對立，兩極連體同處不可分開，這種邏輯很難讓人理解，這句話在說明物理世界隱藏的是什麼大道理，古人以玄妙二字做出無法解釋的表達。

太上清靜經，名為清靜，所以「清」代表清淨，「靜」表無聲、無息、無相現象。不管是清靜或是污濁，所影射的是宇宙現象，也是物理原則。清代表非物質體的清純高品質能量，存在一切空間，隱藏於無形；濁代表粗糙混濁的物質能量體，凝結成固體、氣體、液體等重力物體，所以道家說「天是清，地是濁」。

天代表大自然空間裡隱藏著清純的真炁，密度精純，佈滿存在無障礙的宇宙空間，故名「天清輕」。近代物理科學證明宇宙空間隱藏著暗物理、暗能量，隨時在轉換頻率，依據自有的性功能產生循環、平衡，創造出大自然生態。

地就是星球大氣層內部地、水、火、風諸元素，地、水、火、風元素所標榜的是凝固成形、混濁重力的物質能量，故名「地濁重」。

清與濁有互動關係，互相依存循環存在宇宙空間，這是太極法則動靜循環機制。道家的說法是：物質生命是由清淨的先天真炁，經歷振動、循環、平衡過程，由太極原理分解轉化形成混濁物質的物理世界。所以清者濁之源。

人類腦海時時在思考事情，不能清靜，唯有依據宇宙自有潛在的動靜法則，經由練氣，將意志力量轉換體能為動力，意志動力集中將可排除一切外來訊號，出現意識的無明念頭。此刻身體生理狀況已經在改變，從身體能量提升，由動力旋轉歸入中心點，進入極靜狀態，再由氣的動力達到至極，產生定力，而出現清靜現象。

動者靜之基，這不是指一般運動肢體活動的動，它所指的就是宇宙大自然法則在動靜之間形成太極法則的定義。將太極法則表現在人類身心上面，才能出現制服心動那一股大自然潛能力。

氣所產生的旋動力量達到至極，歸中入空無，心自然就能隨著旋轉動力深入平衡的中心，獲得空無清靜狀態。出現這種現象者，必然會隨同宇宙大自然動靜法則，同時深入動靜生態時空內部。

能量的頻率是由動靜法則達到平衡，與振動、速度、旋轉有共通的互動關聯。一秒鐘振動一次，與一秒鐘內振動三次，頻率與速度旋轉力量會出現不一樣的結果。如果一秒鐘內能振動一百次，速度就已經超越人類感官頻率範圍，此刻的速度超越意識神經頻率，所以會形成無意識知覺狀態，並非眼、耳、鼻、舌、身、意意識所能察覺出來的物理現象，這就是動極歸中、入靜而生定的力量，在佛道修行的領域出現這種現象，就是禪定。

大氣層冷熱氣壓的因素形成龍捲風、颱風。龍捲風外圍是強風大雨的旋轉動態，中心點是靜態的「颱風眼」，這就是物理現象——動極能歸中。中是空，就能入靜態。旋轉的聚合力量就在中心點，心只要守住中心定點，表示定力足，外圍有大風大雨，心也完全不為所動。這是因為定的力量勝過外圍風雨。如果定力不足，平衡氣壓的壓力中心點消失了，風也就消散得無影無蹤。

這是物理動力科學，是高低氣壓互相牽制的物理力學。在古人無科技常識下，才會以動中有靜、靜中有動的太極圖原理做物理現象說明。同樣的，修行者能深入禪定，心若不受外境所影響，能由動中歸入極靜，心能守一，就能歸中不動，此時心將不受外面動靜誘惑所影響，這就是一心不亂。

陀螺旋轉最強的時候，是靜靜的定在那裡。看似不動，但其實是旋轉動力最強的時候，這是宇宙大自然空間物理動力常出現的必然現象。

動極則靜，靜極則動，動靜兩極都會出現至極現象。至極則反，由反則回，回歸則圓（旋），圓就是回向，回向則循環，這就是大自然生態依太極法則在循環，萬物生生不息、永恆的原理。

所以人能常清靜，是禪定力所出現的功能。有太極軌道定律出現在身體生理結構上面運作，天地之間的活動現象出現在身體內部，大自然一切活動真相自然一目了然；掌控大自然活動性能法則，一切清清楚楚，這就是天地悉皆歸，最後一切行為返回歸真，歸順道的軌跡同時行動。

人類神氣喜歡清靜，可是心受外境紛紛擾擾，不能讓人清靜；人心喜歡清靜，可惜慾望時常牽擾，讓人心不能清靜。用禪定動靜平衡的力量來鞏固心動，不受貪、嗔、癡、慾望牽制干擾，心自然就能入定靜，排除外緣，出現清靜，這就是「外離相，內不亂，心不動」。

用禪定力量開發六根性能無限的潛在能力，自然見一切清淨。淨化心靈，六根

（眼、耳、鼻、舌、身、意）不生無明慾望，三毒自然也就消滅了。

心能清靜光明，完全在無意識下。放空世間一切無明念，心無罣礙，於極靜定力中出現清澈的光明境。在真空境界無中生有的清淨世界，是禪定力所建立的；一般人在靜坐中無思無想，空無一物，僅如枯木般坐著，將永無生機。

人能常清靜光明，就能知悉天地造化，隨依同在宇宙天地之間。如此之「清靜」兩字所說明的，就不是一般人所能理解的，修道者所說的清淨極樂世界。

人能常清靜的條件，是從修道禪定中獲得禪定入清靜的狀態。從清靜中恢復眾生自有的潛在性功能，從禪定力清靜中擁有這個清淨世界，知悉天地一切造化，歸依天地行功行德，效法天地感應天地大自然功德。

從科學的角度說明，擁有清靜的過程，是修煉禪定的成果。真炁光能時時沐浴身體筋肉骨髓、經脈穴道，讓全身成為一個完整、清淨、無障礙的導電體。隨著經脈絡穴道發揮自性潛在功能的導電作用，顯露自性潛能力所發揮的生理感官性能，自然能夠感應天地、擁有天地造化的功德事。

總之，所謂動者靜之基，不能從六根眼、耳、鼻、舌、身覺等意識觀念，來看出動靜兩態互動的原貌；也不能由有障礙的六根思想來見宇宙，做出任何推測與解釋。

心息相忘

心息相依而心息相忘，是為前靜之功。靜極而生動，此『動』之機，正是『陽生藥產』之時。採藥之功，雖名『不採而採』，實為只是一個『以靜制動』之功，師曰：『定續定』也。動而陽生，靜而採煉，一動一靜，一生一採，是為採煉火侯之次序。——宋・白玉蟾・《玄關顯秘論》

道家煉丹，是利用身體當實驗室，從實驗中改變身體生理結構，由後天鼻息呼吸轉換成先天胎息，這就是心息相依、心息相忘，達到無我、無意識的境界。這個時候身體生理經脈絡穴道結構，就能出現先天自有的潛在能力，配合電磁場信息，隨同宇宙訊息運轉，深入宇宙生態的動靜軌跡之中，獲取宇宙生態的一切真相。

道家要求的是要懂得修行真法訣，擁有禪定入定功夫的真實力。如果沒能力擁有禪定功夫真實力，卻想要依經典文字了解真人語錄在說些什麼，是一件很困難的事。

要像白玉蟾真人說的，修禪定的人要懂得練氣功，達到心息相依、心息相忘。而能達成心息相依、心息相忘的依據是太極動靜，動極狀態歸一而能入靜，動靜互相牽制，動靜兩極互動同存的一大步驟。也是太極陰陽互動循環的原理，是物理科學出現釋放壓力與平衡壓力互動的物理循環現象。

靜極代表的就是旋轉力量過度強勁，歸中出現平衡點即為靜極狀態。以道家煉丹的說法，能夠擁有靜極能力，就是陰陽互動，出現真陽、產丹藥真正的時候。煉丹採藥在停息狀態，出現不採而採，依據的就是以靜生動原理，完全是應用氣功動力學中的武火來通關，靜用文火來煉採溫養丹藥。在動靜火侯之間，一動一靜，一生一採，展現出煉丹的成果。

有佛經為證

若持法華者，其身甚清淨，如彼淨琉璃，眾生皆喜見。又如淨明鏡，悉見諸色像，菩薩於淨身，皆見世所有，唯獨自明了，餘人所不見。

——《法華經》

有能力持法華的證道者，身體一定非常清淨，如同層層透出光明的清淨琉璃，清澈明亮，眾生見到這個琉璃光明身，一定會很喜歡。

菩薩在淨身的過程之中，將會一一見到清淨的琉璃光，在明鏡裡見到琉璃身。此身如同世間一切所有，透出琉璃光，透明顯現，能見到世間所有人的一切身心反應，貪、嗔、癡，意識物質的需求，反應生理所需求為何而來。生命力一切活動的結構訊息，與大自然關係是如何互動，唯獨自己明白，其他人是看不到的。

一切剎土及諸佛，在我身內無所礙，一切道場如來前，並寶蓮華現眾妙色，於其身內容一切剎。——《華嚴經》

一切世界及諸佛，就在我身體內部看得清清楚楚，沒有障礙，我自己的身體就是佛的道場。佛的道場出現七寶蓮華座，蓮華座上面有老師與學生說道的道場，師子座內部能現出諸眾多玄妙色身體，身體內部充滿光、音、波，以及宇宙物質非物質能量性能信息。佛曰：「其身內容納一切諸佛國剎土。」

佛門經典所說的，完全是一種譬喻言詞。在科學未萌的時代，菩薩見到琉璃光世界，在現代光電物理實驗科學上，這是何種物理因素所形成？這個疑問，要由生在科學時代的人類，以科學態度提出來探討，尋找追蹤出正確的答案。

科學家、知識分子如果要了解，仍然要親自實驗，擁有三昧禪定功夫，深入三昧禪定境界，在禪定中觀察琉璃光明世界，一切所求的答案自然清楚顯現在眼前，如同《法華經》所說的「唯獨自明了，餘人所不見」。禪定中所出現的現象，就是小宇宙與大宇宙自然科學的接觸依據。

色身，就是物質質量物理現象。練得第一層的禪定清淨功夫，才能見到身體一層的清淨，經脈絡穴道性潛能突破一層的效率。獲得一層清淨的效果，從一分質的變化之中才能獲得一分量的增長。

能提升身體知覺感官性能，獲得第二層禪定功力的淨化，才能見到知覺感官性潛能力，突破且提升二分質量密度。從二分質的變化之中，才能提升性能能力，獲得二分量的增長。

如果只能練到第二層禪定功夫層級的人，就不可能預見到第三層級的質量性能，當然就不能提升見到第三層質量頻率的變化與增長。練功修行，是從苦練中修得，功夫層層累進，六根知覺能力提升，才能展現功夫火侯，擁有紮實的實力與智慧提升。所以，學功夫要有恆心，才能擁有功夫實力，這才是最重要的。

築基扎根的功夫沒做好，功夫就永遠停留在築基階段，沒辦法再更上一層樓。不明築基訣竅，以致氣功火侯儲能不足，就無法提升功力，即使再練二十年功夫，仍然停滯不前。

築地基，根有多深，就能蓋出多高的樓層。功夫火侯不足，性能與氣的質量品質就不能融合提升。氣的性潛能不能發揮，何能再提升功法層級，所以修行功夫層級是一貫往前，一步一步的精進，不能間斷的達到三昧永恆不息的境界。

性功能成體

當起想念，正坐西方，諦觀於日欲沒之處，令心堅住，專想不移。見日欲沒，狀如懸鼓，既見日已，閉目開目，皆令明了，是為日想，名為初觀。

——《觀無量壽佛經》

夢若見光明出現，過於日輪，即餘習頓盡，法界性見，若有此事，即是成道之因。

——《達摩血脈論》

學佛人不能明白見性是什麼，目標不確定，這又如何來學習佛法？《觀無量壽佛經》與《達摩血脈論》已經指出見性成因。

夢，所指的是見到濛濛狀的太陽光明，即太陽將西下時的微量光狀態。若從身體內部能見到光明出現，同於日輪太陽西下，閉目開目皆能明了，即是法界性見。

日輪，是清淨的身體內部會聚氣成點，化成一團濛濛狀的圓球光明體，隨時在兩眼中間靈台部位出現，所以如觀太陽日輪西下狀況。

而日輪性光的出現，清淨水「氣」時時刻刻在沐浴淨化身體，就能把身心一切習性及無明思想瞬間除盡。

清淨光結晶體形成日輪狀，慢慢的淨化身、心、靈，消除貪、嗔、癡三毒餘習，直到三毒完全除盡為止。

不論在行、住、坐、臥之中，能夠時時刻刻見到日輪光明出現，就是見到法界的自性功能所組合成的光明結構體。若身體內部能夠聚結出現這種光明現象，即是成道之因。

禪定中，從身體內部觀見到光明潔淨的日光明輪，閉目開目皆能分明顯現在自己眼前。這一股能量，就是接訊天地真炁的一股清淨光明能量，時時在溫養沐浴身、心、靈性，如同映澈琉璃光明身，存在天地之間，隨時照耀淨化身、心、靈。

沐浴與燃燈供佛的真相

燃燈供佛儀式出自佛經典故，其實這一盞燃佛燈火，就是接訊天地真炁的一股清淨光明能量。如火焰的日輪一般，由清淨光明火時時在身體內部循環，沐浴不淨之身，而獲得身、心、靈一切清淨，這就是燃燈供佛典故的真相。

浴佛節，沐浴佛身，是譬喻身體接受天地能量的淨化，但是佛教將它曲解成一種迷信的沐浴儀式活動。清水只能沐浴身體的外表，水不能淨化身體內部的筋肉骨髓及血液細胞。

真正的沐浴佛身，要用清淨的光明水，以「光電能」沐浴身體關竅，淨化筋肉骨髓，打通全身骨關節及經脈絡穴道，才能完全脫胎換骨。也就是說，這是一套提升身體器官功能質量頻率的轉換過程。

出家人不明白佛經「燃燈供佛」真正所言，竟然有人解釋為「用燈火來燃燒身體，燃燒指頭來供養佛」，完全誤解了佛經所要傳達的意思。佛的慈悲，佛法的智慧，不可能要眾生用火來燃燒身體供養如來；不可能用火化身體的迷信行為，以傷害自己身體的方式在供養佛。

自古以來，走在佛、道練功修行的道路上，學生能不能遇到善知識指導正信的方向相當重要。在學佛的過程中，往往智慧與迷信只有一線之隔，一不小心走錯方向就很難再回頭。

外離相為禪，內不亂為定

「禪定」這兩字是專業名詞，就像個謎一樣，讓想學習禪定的人很難捉摸，很難明白這個名詞內部隱藏了什麼機密，宛如《道德經》所說的「玄之又玄，眾妙之門」。

外離相為禪，內不亂為定。——《六祖壇經》

雖然這只有簡單的兩句話，其實背後必須具備真實的禪定功夫實力，擁有太極陰陽動靜兩極法則在身。

禪定，說它是佛、道兩家歷代宗師的人體科學實驗室並不誇張。因為佛門道家歷代宗師的成就，就是依靠這個身體做實驗，才發現宇宙的真相，求得宇宙的真理。

道家陰陽、五行、八卦理論，以及佛門經典中的蓮華清淨世界、法藏世界，都是從這個實驗室內證實驗證明出來的。佛道經典一切所說，完全就是今日或未來，宇宙永恆物理生態科學現象，一切法理的論述過程。

能見宇宙真相者，見真性如如不動。真性動的原因，就是種種外在的因緣創造無常態，改變物理現象的無常態，心生感覺的生理、心理意識思想變化無常態。故能外離無常相，心不生執著，就不會隨著無常變化中的六塵起心動念。

能見真相的人，就能外離六塵無常相，這就是《金剛經》所說的「見相非相，即見如來」，是已經能見諸法無常的先知先覺者。

六祖惠能對禪定義的解釋，就已經發現物理無常現象，心受六塵、六識所牽制的無常態，必須在內心不動、不亂的狀態，完成「禪定」二字不可分開的邏輯，獲得到證悟。

如何見諸法無常，而必須外離諸相？還是需要這個身體當實驗室去追蹤證明，才能得到最後的解答。這個答案就是佛法四念處所說的，「觀身不淨，觀受是苦，觀心無常，觀法無我」，最後諸法是無常。

眾生此身不淨，此身受苦，因累世業力所生。觀身不淨，就要來練氣沐浴淨身，從苦行中承受業力果報，全身沐浴清淨，自無受苦。身淨心亦清淨，見一切諸法無常，見相非相，心不執著，見六塵六識無常。觀法無我，見性平等即見眾生平等，無我、無人、無眾生、無壽者相。

修禪定的過程，就是練氣功的過程。先將身體經過氣沐浴淨化後，完全清除身體內部的濁氣，超脫地、水、火、風質量元素所牽制的情緒變化，喜、怒、哀、樂等不良習氣，發揮先天真炁穴自性潛在功能，以完成脫胎換骨。

此時身心自然擁有天地清淨的正氣，如光明清澈的淨水時時沐浴熏染身心，時時沐浴在清淨光明的天上淨水洗滌之中。

身體污濁的陰氣消退，心如明鏡台，身具光明現前。身心已經清淨，自有性光明罡氣護體，身體自然會出現清淨的頻率，抗拒污濁意識頻率侵襲，讓一切無常邪念不生，排斥隔絕一切陰濁邪氣的思想出現。

身已清淨，心亦清淨。轉意識成智慧，突破一切無明觀念，能見世間一切無常。在日常生活中，心不生貪求，不求財富、享受口慾，外離貪、嗔、癡三毒誘惑及一切外緣喜樂謬論，保持清心寡慾，得極樂而自在。

宇宙大自然生態的形成，就是對立的狀態。人類的生活環境，是對立關係所創造出來的國家社會。對立就是不平衡現象，而不平衡是對立製造出國家社會亂象的元凶。

平衡就是不動，從動中回歸平衡就是靜。因此，讓內心不亂的機制就是平衡，這是道家太極法則最高原則。從物理科學的角度說明，內不亂就是氣振動至極而反，反必能旋，旋極歸中入靜於不亂。所以六祖惠能所說的定，就是動極歸中入定，心隨著定而不亂。歸中是動極入靜的現象，能入極靜就是得到均衡，均衡就是穩定，穩定心就是清靜的表現。

「歸中」一詞，隱藏著外動內靜的宇宙大自然生態物理法則——能量振動，產生旋轉力，創造出磁場，出現引力與軌道。舉例來說，陀螺旋轉速度最強的時候，定在力量平衡中心看似不動，如外圍大風雨中會出現空無似不動的颱風眼中心點。

宇宙的定律，不動就是動，內靜外動。所以，禪定的現象就是練氣建立陰陽動靜平衡，動極歸中就是定，氣動能歸中，內心自然不動不亂。

靜極必能守中歸一，靜中有動，動極必反歸一入靜態。所謂「靜中之靜，靜無所靜，空無所空」、「因靜極而反，因空而反生妙有」，完全是深入高層禪定功夫境界所擁有的宇宙生態物理法則原理。

靜無所靜，空無所空，於內心不動而得定。能入正定者，諸法必當現前；能入正定，光明世界必當現前，這是禪定內部光明世界的現象。

又云：「觀空空無所空，諸法現前，真空生妙有。」能出現一切清淨，是為真空而不空之時，完全是物理科學原理的程式應用學。

身正，口意正，心亦正。身體淨，口意自淨，這是修禪入定的成果。能得禪定，身體自然出現清淨的能量——罡氣。身心正，身體清爽無憂，智慧充滿，口不出惡言，不生無常觀念思想，不著貪、嗔、癡行為及非份之想，一切以天地正氣清淨為本，如此戒的力量在無形中自然形成。

修道入禪定者，擁有陰陽造化能力，依據水火冷熱創造壓力原理，從氣壓高低變化中出現一股旋風氣流。大地的無中生有，製造出旋轉力道強勁的龍捲風，那麼必定要有能力掌控這一股龍捲風的力量。

心不為所動，這就是定的力量。這一股定的力量必須定位在不動的旋轉中心點，不管外面的風力如何強，動力如亂流。有能力控制指揮這一股旋轉力量，觀察內外一切，這就是定所發揮讓心不動的主要原因。

心定，就是動能歸一於中心點的力量，不為外相所動，故名「外離相」。外能離相，就能阻止一切貪、嗔、癡的誘惑。心外一切誘惑力量再大，站在中心定點見一切外境明明白白，心就是不為所動，這就是「外離相為禪」。

有能力入定者，心能得清靜，自然能見到身心一切造化信息功能，明白宇宙大自然生命的真相。悟出萬物源自太極陰陽原理、空性中生妙有的妙道，了知一切萬象無常，心不被外境誘惑影響，自能回歸真性，這就是「內不亂為定」。

見性成佛

一部機械的精密度影響性能的高低。一部高性能的機械，一定是一部高精密的機械。同樣的，人類智慧的高低，影響一個人的能力高低問題，能力高低的表現，就是身、心、靈同步的表現。

一個人的能力高低，是由身體性功能的表現來作決定。人類的智慧有高低，這是性的能力所表現出來的高低，但能表現高低智慧的性能本身完全沒有知覺，對它自己而言完全沒有智慧的存在。

凡人與聖人的不同在哪裡？是在智慧與性功能的表現出現差異。聖人的智慧啟發來源，來自生命「性向」性能實驗室。

生命的性能，就在眾生的身體內部生理組織架構深處，又名「自性」。所以佛門禪宗要求修行禪定，要能見自性，見性成佛的依據就是如此。

宇宙有性功能的存在，才有物質能量，再依質量性能高低的變化，出現各種物質生命。宇宙沒有性能存在，就是一個不能活動的宇宙，宇宙不能活動就沒有大自然生態的出現。

人類的科學發明，物欲的需求，破壞地球生態，破壞地球大氣層地、水、火、風元素性能的平衡。循環改變，就是改變地球，破壞大自然生態，創造全球暖化的元凶。

什麼是見性？

性有性能、個性、性別、性向、多功能性。生命、物質、能量的存在，完全是性所主導。宇宙的形成是多功能性所共構組合而成的一個大世界。擁有宇宙多功能性的人，就是擁有宇宙全知識的創造者，那麼擁有全知識的人若不是佛的話，就應該是神仙或是上帝吧？

練氣修道的目的，是依循宇宙性功能力，恢復人類身體本具有的生理器官性功能力，突破超越人類生理感官極限，發揮至無限的效用。如同金礦清除內部雜質後，恢復黃金本質一樣，達到人類生命力最高度性功能的發揮。而能將性功能生理感官能力發揮至極的，就是神仙、菩薩、佛。

整個宇宙是無限的性功能結構系統所組合而成，是由平等、循環機制所建立的生態世界。沒有性能，就會沒有宇宙的動力，能量高低是性能力分解出來的質變量變，分解出的高低頻精密度差異，將會展現出不同的動力。

世界虛空，能含萬物色像，日月星宿，山河大地，泉源溪澗，草木叢林，惡人善人，惡法善法，天堂地獄，一切大海，須彌諸山，總在空中。世人性空，亦復如是。——《六祖壇經》

從見性的觀點來說，一千多年前禪宗六祖惠能就已經指出性是什麼了。日月、星宿、山河、大地、泉源、溪澗等大自然生態，惡人、善人、惡法、善法、天堂、地獄，一切大海、須彌諸山，因有性功能而存在，總是隱藏在性能虛空相中，世間人不也是如此嗎？

六祖惠能對性空的解釋，說明宇宙一切日月星宿的運轉，山河大地，善惡人種，物理、能量、光電、資訊、氣象、心理、生理現象，完全都是宇宙性能在主導一切。性潛在功能隨著各種性能元素，變化出各種生命物質萬象，從隱形的性能中生出萬物生命的有，或名「真空生妙有」。因此，佛教將宇宙自行有的性功能力，稱為「真空性」。修道的人只要能見自性，自然就擁有宇宙大自然的一切性功能技術，以及明白宇宙真理全知識的能力。

道家佛門從實驗身體性能中啟發生命的無限動力，透過性能、性質、性別、個性、種種不同內在的生理特性體質變化，觀察出宇宙大自然生命的一切真相。當然，能成就神仙、菩薩者，身心已得清淨，就從生理感官的性能信息，擁有操控宇宙一切性能技術及靈感能力，獲得如來神通力，並且概括宇宙一切性能力量而見性。

凡人自有的性能能力不能彰顯，原因是身體未得清淨，性功能蒙受塵埃污染，出現無明障礙，而影響到性能發揮智慧。

科學智慧的啟發來源，來自宇宙大自然科學，從實驗中發現一切性能技術。由能量動力開始實驗，發現物理、生化、電訊信息，在實驗室中獲得高科技性能技術，依性能技術製造科學產物，如電機、機械、飛機、汽車、電腦、電訊基地台、太空火箭、人造衛星等。能量動力方面，從水、火、風循環出現蒸氣動力，開發出電力、磁場、原子、核子、電子動力等高科技產品。

最好的機械，就是利用科學開發機械性能技術提升。最厲害的功夫，是將身體生理感官靈性性能提升，擁有特異能力及全知識，這就是見性成佛，也因此菩薩擁有性能能力的神通力量。

擁有宇宙一切性能力量的修道見性者，和從科學研發性能技術中獲得高科技的人，兩者同樣是從實驗中獲得性能技術。一個開發人類靈性的身體生命生理性能，另一個是開發非生命靈性的物質類機械性能，這是兩者之間最大的差異。

智慧篇

第十一章：練氣之道必須依據宇宙物理法則

氣的物理法則

中國古代科學並不發達，道家練氣修道者對練氣的物理現象，以及練氣的理論依據表達，在當代是相當受限的，無法配合科學知識做出一套合理的科學分析。

直到今日，處在科學進步的時代，練氣修行這門學問一定要變通它的解釋方式，將當時不能表達的程式理論，轉譯為現代科學學術語言，依據物理科學實驗成果做出合理解釋，才能尋找出「道可道，非常道」不可言傳的玄妙真理。

道家說：「人是個小天地，宇宙是個大天地。」因此，宇宙大自然生態的一切物理法則，生命力不能排除在物理法則因素，所以都能夠在身體生理功能結構中發現一切物理現象。

氣的形成依據就是宇宙大自然物理現象，氣功的法理依據，其實道理很簡單，就是現代物理能量動力光電科學的理論依據。

人類生命活動與成長依據，就是地球大氣層內地、水、火、風互動循環關係在維持，所以人的個性就會如同天氣氣候無常，出現如風、雲、雷、雨、電等各種不同變化。同樣的，地、水、火、風培養出人類天生自有的個性，喜、怒、哀、樂等七情六慾也隨同氣候一般無常難料。

氣所形成的動力學，就是宇宙能量學中最常見的基本概念。氣生熱膨脹，出現壓力，再從壓力提升縮收，依物理法則轉頻，轉換成電磁場波。

氣會因溫度冷熱有不同氣壓，地形環境不一樣，也會發生質變與量變。這種變化，在整個物理系統裡沒有一個固定的準則，動力性能的高低與量的增減都有關係。隨著壓力的出現，會改變氣的質量變化動向，有順行、逆行、聚集、旋轉、分解，進而快速消失。

颱風、龍捲風的形成也跟氣壓變化有關係。隨著高低氣壓轉變，在瞬間形成氣候變化，突然聚合爆發旋轉的力量，隨即馬上就消失。颱風、龍捲風的出沒橫掃，證明不是磁場引力軸心架構所結合成的循環狀，就會有聚散的無常現象。

在宇宙大自然時空之中，因聚合而能夠成為固定形體者，就是宇宙中的星系星球。星球有南北極、正負磁場聚合，成為旋轉的球體；球體建立在平衡的結構，受軌道磁場振動所牽制，在固定的軌道中循環。

像我們所生長居住的地球，就是南北極磁場軌道與地心引力互相牽制，才能維持星系物質質量融合不會解體。

太極是在不動中，同時存在動的靜態，且維持在中心點；太極是動中同時存在靜的動態所支撐；太極的法輪軸心定位點，就是不動的無極，故名「是空」。

空，是靜中有動的空無靜態；有，是靜中有動的動態。動靜平衡關係，就是出現磁場引力的結構關係。有就能用，有無之間就是輪軸與輪圈出現用的關係，這就是空、無、有、用，「陰中有陽，陽中有陰」的太極定律。

太陽星系磁場在陰陽、動靜之間，互相牽制在固定的軌道中循環。如果沒有太陽恆星定的軸心中心點，九大行星將會消失於無形，如同颱風、龍捲風一樣，會在突然展現威力之後，馬上就釋放能量而消失。

宇宙大自然有一套完整的順行能量動力，也有一股反方向逆行分解爆炸的破壞動力。宇宙一切生機動力就是順向的物質能量結構，所組成的系統是陰陽相聚的關係。但是，宇宙之中仍然有一股陰陽相背逆行的物理現象，逆行的逆能量造成分解、爆炸，出現輻射，破壞一切物質能量。這一股反物質力量造成了破壞，阻止宇宙順行能量的生態環境。

因此，氣的質變量變可以順行，也可以逆行，順行者生，逆行者亡。氣的質變量變可以轉換質量關係，製造成壓力學、動力學、光學、電子學。氣順行，可以轉換成為高頻率的多元精密能量；氣的逆行，可以破壞大自然的元素，破壞一切星球，破壞一切生命生機。

宇宙大自然自有的生命力，是建立在振動、循環、平衡的永恆不滅定律，創造出生命力平衡、循環再生的潛能。同樣的，人類生命是宇宙發揮自有的振動、循環、平衡系統所創造出現的身體，具備宇宙質量電能振動頻率波的循環平衡系統，與宇宙生態有共同體的親密關係，所以宇宙物理法則和所有生命力的物理法則息息相關。

或許有些讀者會質疑，書中介紹太極陰陽法則動靜、平衡、循環有多處重複，真的有這種必要嗎？

太極陰陽動靜法則是宇宙萬物生命存在的依據，它就如同數學公式、物理程式一樣。性能中的公式、程式，它是宇宙自有的法則，本來就隱藏在宇宙任何時空之中，無相無名，不動不靜，不垢不淨，不生不滅，是宇宙自有的性功能自體。而隨著時空背景，隨著因緣造化，配合應用在每個生態互動關係，創造出宇宙萬象，也創造出宇宙一切生命。

不管是物理學、能量學、動力學、電訊、光電、量子科學、地質、氣象學、中國中醫學，以及氣的原理依據，一切理論依據與太極法則動靜、陰陽、平衡、循環定律都有直接關聯。

太極動靜原理依據物理程式，隱藏在各種物理質量的變化中，造成質變、量變的依據，才有可能找出物理現象的正確答案。因此，太極陰陽動靜理論就必須常常出現在宇宙的任何生態，隨時將公式、程式套在變動的任何物理法理上面說明，這樣才能顯出動靜生態的理論依據，這一點就是我要更加強調說明的地方。

或許想學養生氣功的人又會提出疑問？談論養生氣功，與道家太極陰陽之道、動靜法則又有什麼關係？

這就是一般想學習養生氣功的人所不能體會的一件事。所以我才會在書中說這麼多氣的物理法則與太極陰陽動靜的關係，以及氣能與太極原理的依據所在。

道家修道過程，是依據練氣的質變量變法則而來。想要懂得養生氣功之道，就必須先了解太極陰陽動靜變化的原理。

生命存在的依據是地、水、火、風循環因素，氣轉換的物理法則依據太極動靜、平衡、循環所建立的生態環境，所以想練氣功就必須先要了解氣與宇宙生態演化不可分的密切關係。

太極圖一陰一陽，電感交流平衡的中心點出現旋轉動力，就是物理作用。佛教密宗修行也是依據電感交流產生平衡，出現旋轉動力，稱為「法輪」。一切修行所依據的法輪就是物理法則。

修行與生活是對立的，修行以入靜態為導向，生活完全在動的狀態之中。修行者不能離開生活，生活又是概括在修行之中。能夠依據太極動靜三昧法則，陰中有陽、陽中有陰的循環定律，就是宇宙能量不增不減的物理循環現象，這就是道的本質。

氣的物理法則就是宇宙的生態法則，是道家所說的萬物生命生生不息之道，因此要談論養生氣功，就必須先把宇宙生態的道理說明清楚，否則所說出氣的原理就沒有合理的理論依據可以依循。

道與物理關係

英國物理學家霍金博士在接受美國有線電視新聞網（CNN）談話節目賴瑞金現場「Larry King Live」訪問，暢談他的新書《大計畫》（Grand Design）時，曾經提到宇宙是自行無中生有的概念。

從霍金博士所提的這一個概念，以及當時那一段談話，已經在支持三千年前中國道家思想「道法自然」，佛門論性空緣起，「空無所空，真空生妙有」的理論思想，完全附和大自然科學宇宙是自行無中生有的理論。

宇宙是自行無中生有，表示宇宙本來自在。「自在」為佛教常見的專有名詞。例如：觀自在菩薩、自在如來、如來自在神通。自在一詞，並非指狹義的精神領域，心保持在安定無憂自在狀態。

「自在」就是大自然本來自行已經存在。這一論點受到霍金博士的理論支持，宇宙是自行無中生有。所以，觀察宇宙本來就已經存於大自然的現象，就是《心經》所說的

「觀自在」。

佛教一本《心經》，道出宇宙自行無中無有的理論——色不異空，空不異色。色即是空，空即是色。受想行識，亦復如是。諸法空相，不生不滅，不垢不淨，不增不減。完全是描述宇宙大自然生態，真空與物理現象的特性。

霍金博士著作《大計畫》（Grand Design）論點的背後是「M理論」，也就是支持一套有許多自行從無中生有的宇宙存在的觀點，而這些宇宙的形成沒有一個需要上帝介入，因為若有許多這樣的宇宙存在，其中將有一個擁有如我們存在的這個宇宙的物理法則。

在這樣的宇宙中，萬物不僅是能夠、而是必須從無中生有，所以霍金博士最後的結論是：沒必要有上帝參與其中。

佛教說「真空生妙有」，這是佛教對生命起源的詮釋。真空所強調的是「真」這個字，空就是無。所以空裡頭有一個真，這個「真」所代表的是宇宙生命力的起源，也是宇宙的法則。

所謂如來自在神通力，是宇宙大自然自有的性功能展現。六大神通是六根（眼、耳、鼻、舌、身、意）融合心意性功能所展現出來的特異現象。

科學實驗室內有很多設備，如果說人類的身體生理功能就是一個很完備的實驗室，大家應該不會感到很訝異。更進一步的，科學實驗設備有能量反應爐，而人類的身體生理功能也有一個很完備的能量反應爐。

如果說道家煉丹的鼎爐是一個能量反應爐，丹就是精純高密度能量的結晶，大家會相信嗎？

如果說佛菩薩的蓮華座是能量反應爐所組合成的結構體，摩尼珠就是高密度能量的結晶，大家會相信嗎？

如果我說身體經過禪定內證，出現的能量變化是真的話，大家會有什麼感覺與反應？

傳說中的武術高手內家功力，一掌可以擊倒一頭牛，這種功力從哪裡來？佛、神仙的神通力是從哪裡來？難道是生理能量反應爐所發揮出來的一股神奇力量嗎？

現代科學雖然很進步，但物理科學仍然會隨著物理現象的新發現，隨時改變而改變，所以今日科學仍然處在沒有確定性的階段。

物理科學家發現到，人類能看得見、感覺得到的宇宙物質能量，也就是所謂的「色界」，只有佔百分之四而已。

在宇宙之中隱藏的暗物質、暗能量、反物質、反能量，即是「無色界」，佔有百分之九十六，這些能量都要經過實驗撞擊分解，才能夠發現它的存在。

由此可見，人類所知的能量只有百分之四，還有百分之九十六見不到的暗物質、暗能量、反物質、反能量，另外存在著暗軌道。

在佛教修行領域，真空世界是非質量存在的光明世界，是人類感覺不到的精密高純度能量世界。只有在修行深入禪定真空世界，觀察電磁音波信息，才能見到非物質體的暗物質、暗能量。

量子物理科學家們發現，物質能量的本質是非物質的。物質三態之外，在宇宙整個空間內部應該仍存在著第四態，而且第四態是隱形的，不冷、不熱、無聲、無色的非物質體，我們就暫且叫它「不生不滅的真空態」吧。

從觀察宇宙太空星球運轉軌跡中，科學家發現了太空軌道，製造發射太空衛星，建置太空站。可見在宇宙空間之中，有無數的暗軌道在支撐星球磁場循環運轉。地球磁場內部南北極，以及經緯度、歸線，不就是另一層暗軌道磁場循環的運作空間嗎？

同樣的，人類身體內部隱藏著經脈絡線路、穴道功能，不也是支撐生命活動力的暗軌道嗎？

古修道人練氣，再由氣的運轉循環軌跡中，發現人體內所隱藏的暗軌道經脈穴道，而這就是中醫治病針灸理論的基礎。

地球大氣層、火山、地震活動與太極循環原理

宇宙星雲建立在引力、動力磁場循環系統。包括雲河星雲、太陽星雲等，整個宇宙星雲系統始終都在平衡、循環、爆炸、聚合中輪迴。大到宇宙星雲循環現象，小到細胞微生物的振動、新陳代謝，不就如同中國道家所說的太極陰陽理論，「陰中有陽，陽中有陰，異性相吸，同性相斥」，所建立的生、住、滅循環現象嗎？

地球的安不安定，與整個雲系磁場互動有關，比如太陽系日月星磁場影響地球磁場。地球南北極正負磁場地心引力的結構，出現海洋、山谷、森林，共同發揮大自然納清吐濁的自然生態循環功能，維持恆常穩定平衡的生態環境。而大氣層地、水、火、風的運作空間，是循環功能互相轉換所形成，也因此建立三昧循環永恆不滅的關係。

一個萬里無雲、晴空閃耀的中午，突然間烏雲密佈，雷電交加，在無預警之下，降了一場大雷雨。氣壓溫度的凝結，就是氣極而動；物極必反，反就是氣候突變，降下

雷、電、風、雲、雨。氣壓由靜態慢慢凝結振動，這就是氣候變化無常的自然現象。

地球板塊移動釋放能量，就是地震、海嘯、火山爆發。這是由於地心磁場活動累積壓力，溫度升到高點，產生氣的波動，出現正常能量釋放，合乎太極法則「動極歸中，靜極必反」，也是磁場循環的物理現象。大自然出現調節平衡壓力的自然現象，能量釋放出來之後，地心自然就恢復平靜。

大氣層內出現高低氣壓力，累積到一定的能量，熱就會膨脹爆炸，釋放能量，大地出現雷、電、風、雲、雨、霧。比如龍捲風、颱風的形成，就是高低氣壓出現後，維持平衡必須生成的自然現象，完全符合太極動靜循環轉換的原理，能量從累積到釋放，再恢復成穩定平衡的狀態。

同樣的，地球隨著太陽星系軌道旋轉，是在維持磁場吸收與釋放同時進行，依循軌道保持循環不息。

地心磁場活動讓地熱氣體出現氣壓阻力，引發不同強度的振動及驚人高溫，而地底承受高熱氣體的壓力，將岩石熔化成岩漿，岩漿火焰溫度攀高，累積至膨脹而釋放爆炸，這就是地震及火山岩漿噴發的情形，是地球磁場活動自然的能量釋放，也是平衡、穩定地心磁場活動的依據。

地球磁場平衡就能恢復一切生機常態，這就是地球生態自有的潛能免疫系統、再生能力。地球地心磁場活動如果失衡，就會失去免疫、再生能力自有的潛能。地球磁場的平衡，建立免疫系統、再生能力，在人類身體生理功能上有共通的理論基礎，而這些依據就是太極法則——陰陽兩性相吸，建立地球磁場圍繞太陽軌道循環，維持平衡不滅的三昧法則。

因此，中國道家才會說，天地陰陽法則是地球大氣層出現冷熱壓力平衡的依據，是宇宙永恆的定數，這就是維持宇宙生態生生不息的太極法則。

從人類身體生理結構發現同樣有陰有陽，兩性能自動協調平衡，維持身體免疫、再生能力正常運作。由此可知，人類生理結構與地球大氣層氣候變化一樣，氣壓力聚合到一定的程度，就要釋放壓力達到平衡效果。

陰晴不定，喜怒無常，情緒的不穩定如同氣候一般。若能將身體不平衡的能量釋放出來，氣的壓力就能自動平衡，自然情緒就能平息，恢復一般正常狀態。

水是平靜的，經過火燒加熱，溫度慢慢提升到攝氏一百度，蒸氣馬上就出現；水經過冷凍，慢慢降低溫度至攝氏零度以下，馬上就會結成冰塊。這就是物極必反的法則。

宇宙大自然生態，就是依這個程式所建立的萬象生命，同時符合太極陰陽交會、吐濁納清的永恆循環原理。

宇宙生態自然現象是爆炸、振動、速度、質量分解、聚合、質變量變循環，時間只有前進沒有後退，其物理現象所依據的是——物極必反，反釋成旋，旋轉成圓，圓即循環。這就是太極圖騰循環的定義。

太極，古人無科學，能用文字圖騰表達出來的兩個字，合乎今日物理現象。

太極是宇宙一切生態的法則

道家理論基礎就是太極，太極隱藏著無限動力性能生機，或稱它為「空性」。

太極者，「大而無外，小而無內」形容之。「太」的文字表達就是太上，太上就是無上，無上就是沒有比它更高的，故名「大而無外」；「極」的文字意涵就是聚集縮收至極端小，也就是沒有比它更小的，已經等於是無，故名「小而無內」。

佛門性空的理論四大皆空皆由宇宙自有的大自然法則而來，完全都是依據大自然物理法則。

太極、五行、八卦法則結構示意圖

- 太極、五行、八卦法則是物理程式結構中無形的網路。
- 太極、五行、八卦平衡是建立宇宙大自然生命必備條件。

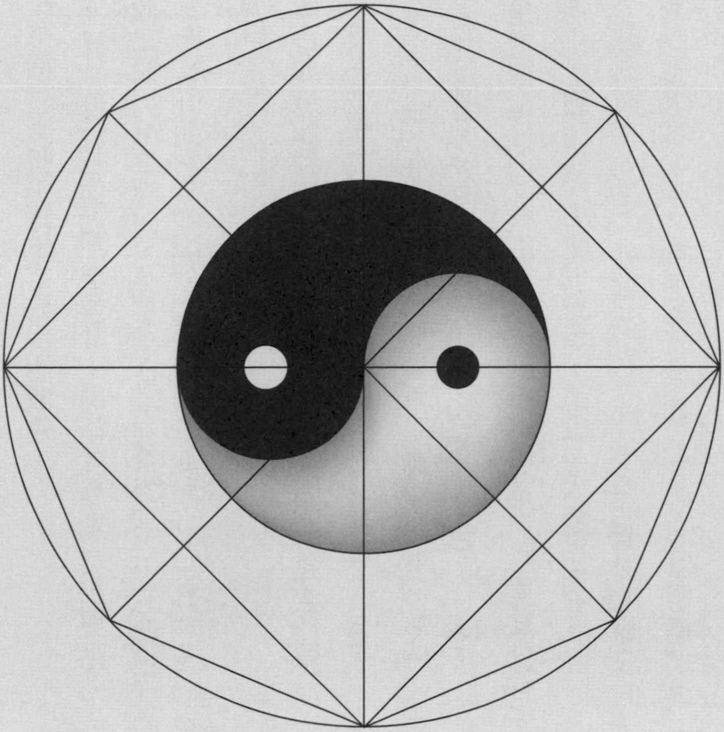

- 八卦方位是固定不動的訊號台，五行是隨方位流通的元素。
- 陰陽是能量配合五行性元素，隨同因緣在八卦方位移動流通，造化萬物生命。

太極有陰陽、動靜兩項相對。因動而大，爆炸擴張；因聚合而縮小，這是壓力作用。靜中有動，動中有靜，同時維持一定的平衡關係。

動極膨脹擴大而反，反就是收縮至極靜，靜極就是聚合出現壓力，再因爆炸生動力。宇宙在動靜兩極之間，來來回回，生生不息，就是生三，三就是圓的循環。在動靜循環陰陽相吸，確立平衡，這就是宇宙生生不息的生態。如果違反太極陰陽動靜平衡，宇宙大自然一切生態就會完全消失。

小而無內就是聚合力量達到無所見的極靜狀態，佛門說是空性原理，道家說無無亦無，其實空無之中同時有「有」的存在，故能「真空生妙有」。

極靜狀態就是靜中有動的狀態，動極狀態就是動中有靜的狀態，兩種狀態同時存在。靜極必反，同樣的物理現象物極必反，是太極永恆的定律。反就是旋，旋則圓，圓就是回向，回向就是循環，循環就是交互運動，宇宙是交互運動生有，或稱真空生妙有。循環建立在平衡，平衡是維持力量的循環，這就是太極法則。

真空生有就是「靜極而空，生妙動有」，這就是太極圖騰所隱藏的性能法則，宇宙生態永恆的性能定律，地球大氣層平衡運轉的表徵。所以《道德經》說：「道生一，一生二，二生三，三生萬物。」

物極必反，反則圓

反者道之動，弱者道之用。天下之物，生於有，有生於無。——《道德經》

人是個小宇宙，天地是個大宇宙。

大宇宙指的是宇宙太空及地球大氣層裡，地、水、火、風四大無常假合的空間。小宇宙指的是人類生命生理機能，六根感官所引起的七情六慾，五蘊心的生理情感個性。地球大氣層裡地、水、火、風，生起風、雷、雲、雨、霧等無常氣候，同樣也反應在人類個性及生理情緒，喜、怒、哀、樂的無常表現。

物質與能量的變化是物理科學法則。物極必反，反則圓，圓就是宇宙均衡的最高原則，是宇宙大自然生態循環永恆的定律。道家太極原理「陽中有陰，陰中有陽」，是依據宇宙循環法則而有，和宇宙物理現象息息相關。

物質成為形狀就是固體，物質分解就成為氣體、液體。能量成分有密度強弱，是氣體、溫度、磁場波、光、電子、原子、分子、核子。依據太極法則，質量頻率、冷熱溫度升高擴大，或者降低縮小，速度振動增強，形成壓力後，就會釋放爆炸。大氣層承受溫度升高、氣壓聚合，壓力累積到極致，就藉由強力旋轉的龍捲風來釋放能量。

由於大氣層高低氣壓的影響，出現雷、電、風、雲、雨，這是氣候聚集累積壓力到達極致點，必須宣洩氣流、釋放能量壓力的反應，一旦完成釋放就會回復穩定。所以龍捲風、颱風等自然現象，就是「物極必反，反則圓，圓即均衡循環」的象徵，也是恢復平衡穩定的必然現象。

聖人智慧領域

佛門道家理論完全符合宇宙生命永恆不滅的定律，空、無、自然就是佛門道家的理論基礎。太極、無為、無相、不生不滅、不增不減、無垢無淨、三昧、平等、不二、無生法忍、一心不亂、應無所住、自在等專有名詞，都是在描述佛門說空、道家說無，在空無道法自然的大自然生態狀態。這些名詞都是用來表達宇宙真如本性本能，而勉強在文字上做的幾種名稱定義。

聖賢的智慧，將宇宙一切真理濃縮在一個「佛」字，濃縮在一個「道」字，濃縮在空、無、平等、不二、無相、無為、不生不滅、不增不減、應無所住、三昧、太極、常、無常……。後世的人將如何來解釋佛、道？這些簡單的字詞，它所涵蓋的宇宙真理，代表什麼意義呢？其實這些全都是在表達宇宙真空現象中的宇宙性能狀態。

聖人的智慧領域是經過多年的禪定苦修，證悟出超越宇宙物質世界頻率的領域空間。這是不能用凡俗人類有障礙的六根（眼、耳、鼻、舌、身、意）感官功能，利用文字語言知識的領域所能解釋清楚的。

正如同物理科學家們難以用語言文字形容那些實驗出來的現象。地、水、火、風、能量磁場變動法則，光、電、波、頻、信號、原子、分子、粒子、量子物理，分解聚合各不相同的特性代號名稱，幾乎完全無法用語言文字去形容它，也並非一般外行人所能聞、聽、看得懂的專有代號名稱。

在宇宙太空空間，地球、山林、河川、礦植物、生物本身，都有自己獨立的體積空間。人類的身體本身就是一個空間。空間裡頭又有更細小的空間。人類所能看見與活動的空間，就是三度空間；超越三度空間，以人類六根（眼、耳、鼻、舌、身、意）是感覺不到的。

從地球空間頻率現象有微生物活動的一度空間，有小動物活動的二度空間，以及人類動物活動的三度空間。在今日物理科學的求證之下，宇宙尚有四度以上的次元空間存在，只要能量頻率、速度、振動、密度能超越三度空間障礙，必可進入四度空間或是來回時光隧道。如果科學能力能突破物理瓶頸，或許未來科學真能找出時光隧道，讓歷史史實重現，把因果真相找出來。

在宇宙的時空裡，星球一切物質生命的存在，是同等密度質量振動、頻率聚合所形成的均衡環境，超出地球同等質量密度的次元空間，人類感官頻率完全看不到、聽不到、感覺不到。

宇宙星系的完成，人類感官功能所能感覺的振動頻率範圍，是宇宙空間密度質量比較粗糙所聚合的外表，是宇宙大自然生態中同等質量顯現的表層。佛門經典將地球物質能量頻率高低、密度層級，以及訊息知覺領域，劃分成多層次的欲界、色界、無色界，（色界、無色界是物理現象中的物質能量與非物質能量）。

擁有高深禪定能力的修道者，透過練氣累積能量，調節身體筋肉骨髓，改變質量密度，提升經脈絡穴道感官功能頻率，就擁有如來自在神通力，顯現出神通億萬化身。隨時顯化深入高低密度層（質量物理與非質量物理能量時空世界），深入多種次元頻率的物質空間領域，觀察一切大自然生態物理變化的軌跡，進而發現宇宙生態的真相。

從宗教的立場定位，聖人智慧乃以自己的身體當實驗室，透過自有的潛能通聯，接收大自然生態信息，歷經累世修行，獲得三昧禪定、如來自在神通力證悟成果，對宇宙真相有先知先覺的表達論點，而此論點已經超越今日物理科學的實驗領域範圍。

聖人的智慧，來自宇宙大自然生態定律及平衡循環法則，所以擁有與天地同功同德的平等功德心懷，見眾生一切清淨平等，行無為而為，完全超越人本立場思維，解脫人類執著、妄想領域的無明障礙。

道與科學

十八、十九世紀，從自然原理中開發科學，瓦特在燒水過程中得到啟發，發明改良蒸氣機，利用水蒸氣動力推動火車，造就了當時的工業革命。從此，轉動世界科學的齒輪，以蒸氣動力學做為開端，進而發明電力學、磁場、光學、電波、資訊信息，再進入原子能、核能、分子、粒子、微中子的科學時代。

另一方面又造就資訊、電訊、電腦發明，以及醫學、生化、物理科技進步。這些高科技的成就，都是從最基本的能量動力，從最基礎的蒸氣動力開始，是逐漸擴大發展科學領域的成果。

如果科學沒有開發電力性能法則（電能能源），今日世界也寫不出這樣的一部科學史，一一探出宇宙大自然世界的真面目。這完全是從實驗中開發宇宙性功能的成果。

中國早在五千年前，就有人利用自己的身體做實驗，實驗出生命器官性功能運作的軌跡。經由修行練氣，觀察出身體內部體溫冷熱高低，了解水、火、氣的生理現象，在身體內部開發出氣機性能能量動力。

藉由這一股氣機動力的累積，清除一切污濁阻力，增強經脈絡穴道性能潛力，自然提升性功能能力，導引探查出身體內部各經脈內臟功能，以及各種內臟互動之間不可分離的生理活動，發現器官平衡機制，生與剋、互補與互洩相對，維持生命平衡運作的生物活動循環原理。

修行者在身體內部聚合氣機，利用氣機打通經脈絡穴道中的阻礙，導致生理感官功能質與量的淨化，顯露出無障礙的性能潛在力量，滲透身體筋肉、骨髓、細胞、血液質量密度，獲得靈性感官潛在能力（無限量頻率的資訊通訊來源）。

透過感官頻率性能的提升，察覺出生命內所隱藏的內性功能，發現內性功能在支配經脈絡穴道，推動身體生理功能運作，依此功能現象推演出一套陰陽、五行、八卦易理性能學說。

生理感官質量品質的轉變，提升了信息感應能力，得以感應天地磁場信息的通訊現象，故能追蹤觀察出宇宙大自然生態性能，了解天文、地理變化與萬物生命之間不可分離的互動關係。

中國道家開創了中國人的智慧。太極、易理、陰陽、五行、八卦、天文、地理、五術、醫藥學、穴道、針灸、經脈圖、武術導引，以及練氣修行養身之道，全是道家修行人練功提升身體感官性能所展現的成果，是修煉成仙過程中改善身體質量頻率的層次，建立異於常人的神通力量所留下的傑作，這是不可否認的事實。

佛門道家經典的理論基礎，以及超越人類能力的智慧神通，現代科學已經能夠以生理、物理、電訊、生命科學現象做解釋。可惜在古代並無科學實驗基礎及理論認證之下，無法以科學實驗依據來推論證明，很難在經典上以文字表達宇宙與人類生命生理信息的共體關係，加以說明留傳到後世。

自然科學是生態的供養者，人造科學是生態的破壞者

生命的生死根源，是自古以來人類最想探討研究的一大課題。

在宗教的定義中，聖人利用自己的身體做實驗，尋找生命之源，從修道這一條路發現宇宙大自然生命科學，研發出修道技術，也從大自然生態原理獲得最原始純潔的般若智慧。依據物理、生理及生命科學原理，返本歸真，回歸道的軌跡，進而追蹤尋找出宇宙生命的真相。

反觀人類，以有限的六根五蘊和生理感官功能，在世間下見一切思維，生執著、妄想，無法突破六根障礙，獲得六根清淨，如何能夠開發突破善知識的極限，尋找出宇宙真相的答案？

我們時常在佛門道家經典中，看到一些神話般的故事論述，其實這些論述就是在表達大自然生態科學的一面。科學理論借神通力量來表達，是在沒有科學的時代唯一能傳達物理生態科學的一個變通方式。

動物靈敏的感應特性潛在能力就是一種神通，宇宙大自然生態科學就是超人力的神通力量。大自然科學原理對修道者來說，就是宇宙自行從無中生有的定律，神通的變化原理完全來自大自然科學現象。

可惜世間的人看不懂，反而被幻想家當成神話、武俠小說題材來發揮，而淪落為迷信的宗教信仰。

科學智慧與商業利益

在商業利益競爭下，擁有財富就是推動科學的動力，也是破壞地球資源的元凶。全球武器競賽的結果，迅速推動科學發展的腳步，卻利用科學技術當作殺人的武器。電影、漫畫中描寫的太空武器、星際爭戰，很可能會因搶奪地球有限的物資資源，在二十一世紀正式在你我眼前搬演。

最近地球氣候暖化，突顯溫室聖嬰效應，全球各地旱災、水災頻傳，南北極冰山大量溶化，地球溫度變化劇烈。這是人類在自大無知的態度下，破壞環境生態，讓性功能無法平衡，所種下的嚴重後果。最後人類將因地球磁場失去平衡而受害，失去宇宙正常循環規律，得到自食惡果的命運。

有些人說「人定勝天」。但是，有可能嗎？

人類利用科學實驗的成就，應用科學技術想征服大自然，開發獲取地球資源能量，改善物質生活。然而，破壞地球環境、違反太極陰陽平衡法則的結果，今日已經親身體驗到大自然氣候失去平衡的後果。

人類利用有限的知覺器官感官能力，借助先進的科學技術和儀器，製造發射太空火箭，幫助天文學家進行宇宙探測。但是，至今天文學家對太空結構現象仍然所知有限，很難真正探究出一個完整的宇宙觀。因此鑽研天文科學的專家們，一談到太空科學，仍然感覺人類存在浩瀚宇宙中是多麼渺小的一分子。

鼓勵提醒百姓接受，今日生活品質的提升，關鍵只在於「心」。心的淨化，就是解決人類煩惱的問題。

人類學習科學必須調整心態，科學技術可以提高人類生活品質，但不是要利用科學技能破壞地球環境，以殺雞取卵的方式強取資源。應該反顧環保，保護地球資源平衡，心要懂得節制，不應該破壞環境，共同保持宇宙資源的生態平衡，這才是延續人類後代生命最好的方法。

人生是一個舞台，每一個人站在不同的工作舞台，扮演的角色各不相同。

歌星演唱會、音樂演奏會、大型歌舞秀場，掌聲不時響起，觀眾經由眼、耳感官陶醉享受在音樂聲中，心中的快樂興奮難以言喻。而當舞台布幕落下，觀眾逐漸散場，台下熱情歸於寂靜，接下來……每個人心靈一片空虛無耐。

台語歌后江蕙曾唱過一首膾炙人口的「藝界人生」，其中歌詞描寫的：「啊！浮浮沉沉藝界人生，冷冷暖暖多變人情。舞台上燦爛笑容，舞台後寂寞心情。（姚謙／作詞）」正是最好的人生寫照。

如果大家能效法聖賢修道精神，人人都能獲得通明智慧，從生活體驗之中智慧充滿，隨順天道運作的道理而行。

從自身做起，人人推行淨化心靈運動，破除敗壞社會迷信，延續中國三千年來聖賢所提倡的智慧寶藏，最後必將獲得人心淨化，心靈得到滿足，讓整個社會走向一條康莊大道。

第十二章：經脈絡穴道的發現

禪定內證發現經脈絡穴道

不管是《易經》或是《黃帝內經》，都是依據大自然生態的真理所寫成，是道家煉丹修道成道過程中，身體出現太極、陰陽、五行、八卦定律的現象，一一印證出來的成果。

道家修行，學習氣的原理，進入修道禪定階層，就可以窺出天地奧妙的玄機。將此現象發揮在養生保健上，依五行五臟功能，學習調理臟氣、平衡氣脈，恢復循環機制，維持身體健康，就是「黃帝內經術」；將此現象發揮在天文、地理、命相、政治、軍事、縱橫理學的，就是「周易之術」。

易經理學、中醫理學就是性理學。易理本來沒有正邪之分，遇正人者用之於正，遇邪人者用之於邪。易學法理可用於形成和平態勢，卻常被有心的學者專家用在政治、軍事、商界，發展成敵對狀態。這是「性能本無正邪，正邪完全是學人心」的問題。

易者是易變，所以佛門常說世間是無常，沒有一定的定相。五行（金、木、水、火、土）不同、八卦方位不同，就會產生不同的易變、質變、量變。

依方位、特性不同，產生不同的金礦、植物，以及億萬命運、種族、相貌不同的人類，這全都是易變的關係。就像演出人生舞台，以五色彩筆繪出千萬不同色彩的人生畫像一樣。

經脈絡穴道的存在，是古道家修道者修行煉炁過程中，在運轉氣的管道淨化身體時發現的。是修道者深入禪定境界，由禪定中內證觀察身體性功能系統，透過電磁波傳導，在體內找到的一張系統結構圖，上面顯示人體經脈絡穴道（氣脈）傳導線路。

中國道家修行以自己的身體做實驗，練氣功打通身體經脈絡穴道，清除體內一切污濁障礙，導引出支撐生命活動的氣脈系統結構圖。此時，精純微細的經脈絡穴道功能顯現在眼前，顯露身體內部電路性能結構，讓身體獲得到更強的電磁波，增強經脈絡穴道通路感應能力，依氣脈傳導線路畫出完整的經脈絡穴道內證功能，點出支撐生命的性功能系統（電磁波功能系統），更發展出中國醫學醫理依據記錄所畫出的人身經脈絡路線圖騰。

人類身體經脈絡穴道系統，隱形攀附在筋骨關節及內臟神經內部，負責支撐指揮身體肢體動作的神經無線電路導電系統，同時利用休息睡眠，與天地電磁場保持聯繫，緩和經脈絡穴道活動，平衡身體電路系統、調節電磁波穩定功能。

這一組導電系統具備網路與神經氣脈通聯，能發揮身體機能活動力的調頻作用，支撐肢體及骨關節的神經活動能力，調節體溫，保持身體免疫力、再生能力，平衡內臟器官互動運作功能。

天地造化人類萬物的生命，維持宇宙大自然磁場電訊信息振動關係，與人類生理磁場保持互通信息，生命力與宇宙磁場息息相關，不可分離。所以要談生命生理學，必須先探討人類生命與宇宙信息磁場的互動關係——共振動，同功能，呈現生命共同體的微妙關係。

修道者發現人類身體經脈絡穴道，隱藏在身體皮肉骨髓關節內部。人類肢體活動都是經由腦神經電路傳導，發揮自有的經脈絡穴道性功能，反應出一切肢體動作。因此，人類身體肢體的一切行動，姿勢擺佈、跑、跳、擺動，以及語言思想表達，完全是由腦神經傳導經脈絡穴道功能，配合氣脈動力在平衡支撐身體。

經脈絡穴道（氣脈）能不能順利通氣，體力的強弱，動作是否敏捷快速，那股力量都是經脈絡穴道在幕後主導的。

中醫理論依據

中國醫學醫療根據，是依據陰陽、五行、八卦系統原理，搜索出違反平衡循環法則的經脈絡穴道，然後加以治療，回歸平衡循環，維持身體自有的潛能，保持身體活動正常。例如，中醫診所常見到很多病人，因傷到手腳骨關節或頸椎，氣血不通，穴道線路受阻，引起肢體酸痛才去求診。中醫師除了採用針灸的方式，疏通阻塞的穴道之外，還會以熱敷幫助氣血通順，恢復經脈絡穴道性能活動。

身體經脈絡穴道功能，負責維持身體肢體關節機能活動，只要穴道一有阻塞情形發生，造成氣血不通，穴道活動的磁波通路管道受阻，所影響的就是肢體活動機能衰退，一切行動失去正常。

身體肢體受到寒風或外力擊傷，就會影響氣血活動；相對的，氣血不通順，會影響經脈絡穴道功能的發揮。同理可推，年齡老化、氣血衰退，也會造成經脈絡穴道活動機能退化。

宇宙萬物生命建立在陰陽、五行、八卦的易理軌道運轉之中，依據時間、空間、氣候、磁場等種種因素，產生不同生物類別，產生不同種類的動植物生命，所以人類的健康、智商、體質、命運，會受到出生時的天地電磁場感應牽動，而生出健康情況不同的生命體，擁有不一樣的智商、體質，以及各不相同的人生命運。

地球物質能量成分，是同等質量共構所組合而成的生態。不管是動物、植物、礦物、地、水、火、風，是固體、氣體或液體，都在同等質量物理系統下，建立互相循環轉換的生態，產生質變與量變，出現質量特性牽制循環的變化。因此，中醫理論就有五行生剋、補氣、洩氣等中醫治療理論基礎。

《黃帝內經》最重要的醫學理論基礎，是依身體氣脈盛衰觀察內臟功能有沒有失調，再依五臟分出金、木、水、火、土等五種性格，依動植物的五行氣製作草藥，抽取藥氣，用來補充調和內臟。簡單來說，是從氣血的增補與消洩管道來平衡、恢復五臟正常的活動功能。

五臟氣機能的盛衰，透過氣脈做診斷，依據的是一套完整的把脈搏理論——經由中醫師的把脈，感覺身體內部氣機的盛衰，從氣血活動中感應出脈搏，查明經絡活動的情形，了解身體內臟器官運作狀況，判斷病灶發生在身體哪一個部位，再依五臟配合五行草藥調理氣血。

第十三章：人是個小宇宙，天地是個大宇宙

宇宙多重信息能量磁場

佛說：「人身難得，佛法難聞。眾生是未來佛，今世能得人身，一切如來功德法相具足。」

這幾句話說明人類生命本來自行擁有宇宙一切性功能力，今世難得出生為人，就應該要懂得重視生命、珍惜生命、保護生命，並且在有生之年利用難得的人身，修道求得智慧，藉由修行回歸宇宙自在的本能，返本歸真，是此生為人最重要的目的。

道家說：「人身是個小宇宙，天地是個大宇宙。」

大宇宙是多重層次能量信息磁場的組合，人身生命也是具備多重層次能量信息磁場所組合的生命個體，所以人類生命擁有宇宙大自然本能力量，體內細胞、基因、經脈絡

穴道，以及生理結構、肢體體質，和宇宙生態有生命共同體的聯繫關係。但是人類受生活煩惱及無明障礙纏身，意識障礙有限的感官功能，沒辦法在有煩惱障礙的情況下，獲得一切清淨，顯露如來功德法相清淨的一面。

這一切脫胎換骨的改造工程，需要透過修道功夫，全面改造身體體質、氣質，讓身體器官生理感應功能，免受地、水、火、風元素特性的牽制。由練功累積氣的能量，轉換質量頻率，提升身體多重元素感應頻率，展現無極限能力，才能擺脫地、水、火、風元素特性阻力，深入多重密度質量頻率的宇宙時空大世界。

宇宙空間大自然生態，質量關係是相輔相成的。從修行角度來說，惟有淨化身體感官能力，改變提升身體感官功能，出現多重頻率範圍，才有機會恢復身體本具足如來功德法相能力，現出如佛教所說完全無障礙的清淨琉璃光身。這完全是佛教弟子學佛成佛的理論基礎。

人類利用練功修道，淨化身心，擁有三昧禪定力，將身體一切污濁邪氣排除在體外，就能轉換顯露出身體感官本來清淨的生理特性，出現多次元信息無限量頻率的功能。再從生理性功能的提升，突破物質世界同等質量物理法則限制，進入多層次頻率的多次元空間，以及宇宙中多層蟲洞的世界（時光隧道），這就是古修行者成仙成佛最基本的能力。

人類的身體質量元素是地、水、火、風所結成的生命，自然擁有地、水、火、風的特性，必須排除障礙，打造無障礙空間，將身體器官質量淨化到能發揮性能，才有可能突破地、水、火、風質量元素特性，擁有深入多次元光頻世界空間的能力，突破物質能量世界質量頻率的障礙，自然一切感官功能已無任何障礙纏身。

身心感官功能無礙，感應到宇宙多層次頻率的多次元空間信息，必能得見宇宙一切真相，獲得智慧法喜充滿，破除一切無明，見到大自然多次元無障礙的視野空間，提高自己的智慧品德修養領域。

善知識的信息擁有，就是從禪定之中見到宇宙性功能活動真相的領域，從禪定中觀照宇宙，擴大至無限邊際。依據道的軌跡（太極性能定律）在執行，由太極法則啟發生命力自有的潛能，出現一切功德力量。

得道者便能沐浴在道的多重信息空間（光能場）之中，觀照一切，察覺真相，覺照出宇宙無量空間裡的一切信息真相。擁有這種能力的人，當然就能獲得到真善知識的一切信息能力，擁有宇宙全知識信息，獲得無限層次的智慧觀，在身、口、意的禪定淨化過程中，自然獲得一切智慧法喜充滿。

依此原理，就能看清宇宙大自然生態性動能方向，並且隨順道的性能軌跡，建立平衡、循環機制，順道而行，以免因無明盲目，失去平衡，衝出道的軌跡，淪落至世間六道輪迴之中。能順道行，就能避凶遇吉；預見大風大雨將來，就要懂得如何避開風雨的侵襲。

人本思想，就是不平等的社會

隨著時代潮流，價值觀隨時在改變，常常以人類心的需求，衡量社會法規及道德標準。現代人以這種無明見、無常標準，計算個人利益得失，做為執行事務準則。像這種近利淺見、重視福報的現象，普遍出現在社會各角落，如何確定能規畫出一個理想的國家社會遠景？

世間是非觀念，隨著價值觀在改變，今日能行得通的善舉，可能經過明日之後，就變成很難說得通的行為。

所以佛法是宇宙永恆不變的真理，如果將佛法法義順隨時代潮流、觀念背景，談論道德標準，談論世間人類的是非善惡，將會在人本因果觀念中輪迴打轉，永生永世無法解脫。

學佛若出現這種現象，就如同將清淨水倒入污濁的杯子內，清淨水受到污染成為混濁水一樣，混濁不清，佛法不明。學佛人如果以不淨心來學習佛法，就會污染到佛法本來清淨的本質意義。

人類思想都是往對自己方便有利的方向在移動，哲學學問無止境的意識形態，就是由一股自我觀念所組合成立的世界，是以自我的人本立場所設立的一股無明污濁思想之氣。

人類思想廣似浩瀚大海說之不盡，有如同大海細沙數算不完，這些仍然都是意識學問，並非佛教見性平等的不二法門。

地球物質生命是同等質量關係

地球磁場地心引力，配合太陽系日、月、星的星系組合，順著太陽系的軌道運轉循環；地球南北極磁場引力平衡，出現地球大氣層內部水、火、風循環生態；地球沒有大氣層出現空氣，就沒有地球上的生命存在。

以上說明，可見地球上生物生命活動，以及人類生命精、氣、神所依賴的資源，完全是吸收地球大氣層地、水、火、風四大元素資源，隨著地球磁場自轉、公轉，保持太陽星系共振磁場平衡穩定，形成一年四季（春、夏、秋、冬）、日夜循環的生態條件。

地球大氣層四大元素是培育人類生命的母親，人類生命是地球大氣層四大元素所培育出來的兒子。經過生、老、病、死，人類生命最後仍然要回歸循環，恢復成為地、水、火、風四大元素，因此人類生命身體的生理組織，精、氣、神能量的組合架構及器官功能，都與四大元素脫不了同等質量、頻率的共同體關係。

如同兒子的DNA、基因、細胞、肢體組織來自父母親，人類身體生命一切細胞肢體，同樣具備地、水、火、風、空、識六大元素不可分的生理共體關係；身體器官生理功能知覺感應力，也完全脫離不了佛門所提的六大元素特性。

一切生命生理性向的活動範圍，一定是隨大氣層自然生態變化範圍所支配；一切生理器官功能運作，同樣必須配合大自然生態生存。從飲食食物，蔬菜、水果、藥草營養的吸收，到胃腸消化排泄，均依循生、老、病、死法則，在地球物質同等質量的生、住、滅原則之下活動，維持生命力循環，生生不息。

在地球大氣層的環境裡，氣候必須保持一定適當的溫度，維持一切物質能量生長。

一切生態皆依生命共同體關係共同存在，在同等質量的關係之下，供應人類所需要的食物營養。如果離開了這個大氣層氣候溫度，以及物質生命共存的環境，生命恐怕無法適應而自然消滅。因此大氣層內部一切生物生命，就得配合氣候適當的調節溫度，與其他萬物生命（包含礦植物）互動，在生命共同體的環境下共生共存。也就是說，要在氣候、環境、質變量變的循環中得到平衡，才有萬物生命生存活動的空間。

宇宙中一切生命，得接受在地球大氣層內部氣機壓力的平衡環境中生存，從出生到死亡為止，必須完全接受以陰陽之道維持生存環境的平衡機制。

古修道人悟出生死之道，為了解脫生死，解脫天地陰陽法則對立的環境，想盡辦法要突破太極陰陽法則，回歸無極之門，因此才會有修道這一門路出現。

把風調雨順原理應用在身體上

太極生陰陽，陰主靜，陽主動。靜的陰性吸引陽性動來結合，是宇宙永恆不滅的自然法則，生命因此才能生生不息。女人吸引男人追求是天經地義，陽被陰所吸引，陽追求結合，陰體是生命的起源，這就是太極圖騰，是「道生一，一生二，二生三，三生萬物」永恆的法則。

太陽高熱化水蒸氣成大氣雲層，水蒸氣雲層接觸上空冷空氣，馬上凝固結成冰，冰遇熱化成雨水，這就是氣體、固體、液體三態在自然生態裡循環平衡，保持大氣層內生命生物生存成長的空間，這就是物理現象。

以道家的說法，天地之間有五種特性材質，它就是金、木、水、火、土，或稱「五行」。炁是天地能量的始祖，依五行性分裂、分解、組合、成立各種物質體生命力，因此地分五行方位，礦植物分五行特性。人類身體五臟六腑的組合，就是依據五行性共生組合，出現相生、相剋、互補、平衡的組合架構，來調節身體生理活動循環機能。

地球大氣層內部生機，依陰陽、五行、八卦互動調節，維持平衡、自動循環，在固定的氣候溫度範圍內，生物才有生存成長的空間。大氣層內部水、火、風維持自然生態生長，生起風、雷、雲、雨、霧，以陰晴氣候變化釋放能量，完全是依據太極原理運作維持生物生長的空間。人類身體適應能力，隨著大自然氣候應變調整，一切生理功能也隨著大自然氣候及四季節氣調節適應。

地球磁場的存在，是為了配合軌道運轉，維持穩定太陽星系軌道循環。星球與星球之間是共構組織系統，一個完整互動的軌道系統組合。穩定太陽星系軌道循環，發揮平衡作用，目的就在建立一個穩定保護地球內部生物生態生存的環境。

出現地震、火山爆發、颱風、雷電、風雨等自然現象，就是地球在釋放能量，調節地球磁場，維持穩定，宣洩不能平衡的氣壓壓力。

如同人類身體機能氣機不平衡，就自動調節生理機能，得一次痲疹，一生都免疫。調節身體不通順的氣機，就靠打哈欠、打嗝、排汗、放屁，或以流鼻涕、流眼淚的方式，從哭笑情緒中排解情緒壓力。

把「風調雨順，國泰民安」應用在身體上，效法聖賢教育百姓天道運行的功德，講解天地的規律法則，做為調節人類身體氣機養生活動，平衡心性，走向中庸之道。同時，從道的軌跡學習養生，順從陰陽平衡，調節五行相生相剋原理，克服一切情緒，倡導修身養性，以天下蒼生為己任，將七情六慾化為平靜。

宗教修為已經超越質量元素所牽制

人類是宇宙大自然生態生出來的，所以人類的能力沒辦法超越大自然，超越地、水、火、風元素質量的特性。

人類生活的環境離不開大自然生態範圍，個性情緒行為同等於大自然地、水、火、風四大元素特性組合，所以四大元素出現風、雲、雨、雷、電的無常變化，類同人類的喜、怒、哀、樂情緒出現無常變化，完全是同等質量物理現象的同等性質關係。

佛教講解脫，解脫就是超越。聖人利用修道得道，超越大自然地、水、火、風四大元素質量定律的約束，也超脫生理感官功能極限，出現不圓滿的無明障礙所帶來無明意識行為。

《心經》說：「觀自在菩薩，照見五蘊皆空，無眼、耳、鼻、舌、身、意，無色、受、想、行、識。」這表示觀自在的能力能觀察大自然自在自有的能力修為，已經可以解脫地、水、火、風、空、識六大元素特性的牽制，超越生理感官功能六根意識及五蘊心障礙的無明執著狀態，能破一切無常相。

佛教說眾生由地、水、火、風、空、識六大元素組合形成生命，因此眾生生命具備地、水、火、風、空、識六大元素，共構組合產生各不相同的個性習性，學習各不相同的知識學問。由眼、耳、鼻、舌、身、意去感覺，由心去反應出七情六慾，情緒變化無常。眾生接觸一切情感情緒的出現，就如同大自然氣候雷、電、風、雨變化無常一樣，隨時隨地發生在每個人的身上。

人類生命活動空間，環繞著七情六慾，一切資訊智慧來源，因體質功能嗜好不同，受到固定的地、水、火、風元素物理現象所控制，無法超脫提升改變身心質量。主要原因是人類感官頻率與地球大氣層四大元素是同等性質，一切生態變化及知覺感受，包括情緒的變化，都受到地、水、火、風物理素質所影響。因此，地球大氣層氣候變化的無常現象，完整的出現在人類的情緒性格上面，表現在一切生活領域環境中。

在不知不覺中，人類的生理情緒感情受到大自然生態四大元素特性所影響，想要解脫地、水、火、風元素的牽制，就必須有能力發揮自有的潛能，突破地、水、火、風、空、識六大元素物理現象的局限。

修道學習三昧禪定，以禪定的力量，平衡鞏固地、水、火、風、空、識所呈現的無常現象，轉換質量頻率，超越地、水、火、風、空、識六大特性的糾纏。在禪定中出現空性領域，觀察性功能的特性本質，獲得宇宙生、住、滅的真相，以見真常破解無明觀念，解脫七情六慾等不穩定的情緒。這是超越心理及生理障礙最有效的方法。

因此，修行者必須懂得修行禪定三昧法則，觀身不淨，由練氣淨身恢復本自在的功德力量。唯有獲得轉化身體質量頻率的技術，才有能力解脫地、水、火、風、空、識六大元素特質的牽制；獲得身、口、意清淨，才能解脫世間一切無明煩惱。

修行禪定三昧法則有成，身心將超越大氣層地、水、火、風生態物理現象的牽制，也不再受到生理六根意識及無常情緒的干擾，親身體現《心經》所說的：

觀自在菩薩，照見五蘊皆空，

無眼、耳、鼻、舌、身、意，

無色、受、想、行、識，

破除一切無明障礙境界。

第十四章：生命、佛性、宇宙大自然

有生命才能悟空

人既然是一個小宇宙，那麼利用小宇宙機能就能看出大宇宙的生態法則，我們就更不能小看今生自己的生命，小看這一個小宇宙，還要懂得珍惜生命，懂得保護得來不易的身體。

人類由父母所生，但實際上是借父母身體精血結合，由宇宙大自然法則所生出來的，此身性能同天地性能，仍是天地所生養的兒子，所以人類生命體的結構與大自然法則息息相關，而修道者便是從自己身體的生理性功能開發，觀察出宇宙的性功能法則原理。

身是一個臭皮囊，佛教認為道家修行求得長生不老就是不究竟，因此現代佛教修行教育並不重視這個能練功夫的身體結構，而把練氣功的人當外道來看。

修練身體這個動作本來無善惡是非，善惡是非的問題出在人類心態，心執著在功夫上的問題才會出現是非善惡。如果將練氣淨身的過程，朝著探討生命的真相，了解天地道之妙化，以道之運行作用來觀察，必然會發現道的真理。

《心經》云：「色不異空，空不異色。色即是空，空即是色。受想行識，亦復如是。」有生命色身才能悟解空性，沒有生命色身就無空性可悟，可見出生為人類是何等的重要。因為想要悟空就要有生命，要有色身生命存在，學佛修道才有悟解空性的機會。

身、心、性

師言：「大眾！世人自色身是城，眼耳鼻舌是門。外有五門，內有意門。心是地，性是王。王居心地上，性在王在，性去王無。性在身心存，性去身心壞。佛向性中作，莫向身外求。自性迷即是眾生，自性覺即是佛。慈悲即是觀音，喜捨名為勢至。能淨即釋迦，平直即彌陀。」——《六祖壇經》

六祖惠能把世間人的身體（色身）譬喻為城，城外有眼、耳、鼻、舌四個門，內有心意門。心是地，性是王。心王居住在心地上，性在王在，性去王無。同樣的，心性存在，身心安然；少了心性，多生煩惱，身體就會出問題。

人類的六根是城門，六個城門出現一個指揮中心，分六種意識。六識的主導指揮中心就是王，所以六根是城門，性就是支撐六根城門與心的土地。

心有五蘊（色、受、想、行、識）在內部運作，如果沒有靈性性能在支撐六根，六識就無法活動，也沒有支撐六根、六識在心地上存在的條件，這就是禪宗強調學佛一定要見性的一個最大的理由。

地在城在城門存，性王存在，地、城、門才有發揮空間。因此，身心活動必須有性功能主導，才會出現意、識、念、心、神、靈等種種身心靈的組合功能。身心沒有性能在內部主導支配，就喪失一切性功能活動作用，必將步上死亡敗壞之路。

六根意識是心的門戶，由門戶傳導信息，傳回給心。六識信息有障礙，心資訊亦有障礙，而生無明念；因無明念而心動，生貪欲之求，主導六根意識行動，造無明業。

其實心的主導過程，是性功能在背後主導所發揮的作用。沒有性功能，心就啟動不了作用，故性就是主導六根、主導心去執行的國王。

無性難有身，無身難得性，本來同根生。性是真常，心是無常。無性則人將無用武之地，人類一切生命力就是性功能在主導。性是真，心是假，所以見佛要明心見性，見假求真。

佛門講明心見性，見性得清淨心。中國道家修行不談心，只談神靈，得神就是得一，這就是清淨心。神靈是宇宙性能主宰者，心神本來是一體，但為方便辨識，分有識神、元神。識神為能力有障礙的無明心，元神則表示清淨心。

要如何發現性功能的存在？

意識帶動心，心時時隨著意識，因此意識障礙心，心就不能清靜。如果能將身體放鬆，意識放空，並且隔絕一切意識思想，心也會跟著隔絕一切意識障礙，性功能自然就會出現。

心在無意識障礙的指導壓力當下，身、心、靈完全隔離所有的意識干擾，身體自然出現自有的經脈絡穴道性能，自動調節發揮自在的潛能力。心滅回歸性的潛能，觀照察覺出宇宙一切真相，就能發揮潛在的性功能，出現無限的信息能力，六大神通具足。

所謂清淨心，就是隔絕心的一切無明意識障礙。身體完全淨化，現出性自在潛能力，自然呈現宇宙大自然生態性自有的功能力量，這就是如來自在神通力。

六根（眼、耳、鼻、舌、身、意）負責收集外界的一切資訊，由心來感受辨識是非善惡的能力。感受的人心生善，性就會隨著執行善事；感受的人心生惡，性就會隨著執行惡事。人心有善惡，真性無善惡，因人分善惡。人心有是非，真性無是非。能見自性，自能見宇宙無中生有的性真相，所以修行要明心見性，見性無善亦無惡。

身性一體，身心靈不二。身體沒有性功能，生命就不能存在。性功能無身體依附，則功能不能彰顯。

色身在性在，色身亡性無，所以見佛就要向性中尋，莫向身外求。色身惟有在世間找得到，眾生的生命在世間，所以佛法在世間。

是故借假修真，假是身，真是道，身不堅固，道如何修？身雖是假，即是修道的根本。身即是佛，佛即是心，只要目標正確，全都是對的。

全知的領域就是善知識，全知就是佛。佛如何能全知？佛能獲得三明四智，是利用自己身體的感官信息功能，開發出全知的性功能信息能力。所以六祖惠能才會譬喻心是地，性是王，色身是城，有眼、耳、鼻、舌、意五道功德門。能見性，就能開啟五道功德門，獲得全知的領域。見性就是見佛，由這五道功德門接收宇宙一切資訊信息，可獲得全知的能力。

《六祖壇經》明白的說出自性就是萬物性功能之用，宇宙一切萬象活動、物質能量、生物生命，一切萬物眾生都在性中息息相應，完成一個玄妙的萬象變化世界。這不就是驗證釋迦牟尼佛在菩提樹下證悟後，所說出的一句話。奇哉！奇哉！一切眾生本具足如來一切功德法相嗎？

佛法就在世間

佛法在世間，不離世間覺。離世覓菩提，恰如求兔角。正見名出世，邪見名世間。

——六祖惠能

佛法在世間，說明宇宙的真理就要在人世間去開發。人類生命由父母精血結合，生命出生在世間，人類有了生命，性才能寄託在身體上面執行活動，因此眾生才具足如來一切功德法相。沒有這個身體，自性性功能就沒有可依託之處；沒有生命，就沒有佛性存在可言。見性要經過修行，從修行禪定中見證，才有機會見自性。

六祖惠能的這一段話，說明有世間才有生命身體存在，有身體生命才有性的活動機能，自性就是生命活動機能依託在身體上。

因此，生命在，性就存在；生命死亡，性就消失。沒了性，想再覓尋菩提，就如同想在兔子身上找角一樣不可能。能悟見自性，叫正見，名叫出世間（離世間相）；不能悟自性，在世間所見一切都是邪見，名叫世間。

眾生的身心本來具足如來一切功德法相，沒有身體，就沒有如來功德法相可以依附，也沒有三身佛的存在，所以修道不能沒有這個健全健康的身體。唯有求得出生世間人身，才有在身體上見到佛性的機會，求得如來一切功德法相。

大自然生命的平衡關係

人類的五臟六腑是維持生命活動功能的器官，是由多項系統的組織共同組合，一切生命生理機能活動共同維護，不能有任何一個器官系統背離這個組織獨自行動。在無分別、無意識平等原則下，共同推動身體肢體器官活動，支撐維持一切生命活動力量。

同樣的，大自然生態也是建立在平等性、無分別的原則下。太陽系九大行星、地球大氣層、地、水、火、風是提供地球生態的共構組合，缺一不可。如果缺少其中一項，性功能軌跡不完備，大自然生態就不能成立。

人類生命法則與大自然生態法則是關係緊密的生命共同體，有共通的理論基礎不能背離，這是維持地球人類生命存在的主要基本條件。

例如，汽車馬達、機器電路、燈光電頻等，都需要電頻器來調節電量，維持一定的電力瓦數才能平衡運作，否則電線就會燒毀而斷電。

例如，人類身體的體溫調節保持在攝氏三十六、三十七度之間，這個體溫是適應人類身體的感覺，是維持體能所感覺出最舒服的溫度。體溫的調節功能是透過身體經脈絡穴道傳導，配合皮膚毛細孔散熱，經常保持一定的體溫，一旦體溫超過攝氏三十七度，就是病變的警訊。

大氣層空間溫度在地、水、火、風、山川、大海、植物的調節下，保持一定的空氣清淨品質，維持一定的氣候溫度範圍。

氣候溫度從攝氏零度到四十度以下之間，是人類最適合居住在地球環境的溫度。身體體溫保持在攝氏三十六、三十七度，是為了配合地球的氣候溫度環境，只是處在不適當的寒冷氣候環境下，還可以多穿些衣服保暖，如果天氣過度炎熱，那可真是讓人受不了，簡直沒辦法生存下去。

由這一點來看宇宙大自然生態，人類生命的組織結構，包括科學所開發的機器、燈光電路，完全配合大自然生態平衡運作而存在。

人類身體內臟器官的結構，以及皮膚毛細孔關係，經脈絡穴道性潛能的調節，完全與大自然生態物理現象一致，隨同氣候變化都有直接間接同等質量頻率互動平衡的關係存在。

大氣層雲層阻止太陽黑子、過強的紫外光破壞大自然生態。當地球能量聚集壓力到某一層次就會自動釋放調節。地球維持一定的振動頻率，與大氣層氣壓出現同步共振現象；在太陽星系電磁場活動的共構下，自然調節氣候平衡循環的作用，這些道理都是依據道家太極定律，陰陽調節平衡，出現循環，有共通的物理氣象理論基礎。

大自然生態隨時配合地球氣候節氣循環，人類生理功能適應太陽、空氣、水、植物，在星球與星球之間的電磁場互動牽引調節關係，這就是人類的生理器官組合與天地造化息息相關、不可分開的原因。

由此可見，人類的生命體系與宇宙生態體系，在無意識下共同存在一個組合架構，共同建立一個平等、平衡、循環運作，不可拆分為二的關係。

地球大氣層內部植物與動物生命保持共同體的關係，這就是一，一就是平等。人類的生命，包括植物、各種昆蟲動物的活動，是天地建立平等原則之下同等質量頻率的產物。

宇宙生命的真相是人類最想探討學習的一個對象，所以人類追求了解宇宙大自然造化，天地的種種因素、種種結構之謎，就從平等、平衡、循環理論中尋找。

人類觀天文、察地理，希望有一天能突破天地之間生物存在地球上的生死之謎，尋找出生命的根源，滿足人類知的欲望。可惜人類的六根（眼、耳、鼻、舌、身、意）感官能力有限，人類感官完全被局限在有限的信息範圍，很難突破知覺障礙。因此才發明科學儀器，從科學的實驗加強人類感官知的領域極限，透過太空學、物理學、生化學及電訊、能量、光電等專業資訊輔助，進一步觀察宇宙生態，尋找宇宙的真相。

然而，人類全然明白宇宙物理科學現象又能如何？

有些人研究道家太極理論陰陽易理學說，費了許多的時間與功夫，卻完全是在外表尋找理論基礎，仍然無法突破外境，找出宇宙生態的主宰，了解太極定位本來的元素是什麼？太極變化的依據特質又是什麼？

學生問智慧的問題

Q 老師，您說學問好、知識高的人是智商聰明，聰明並不是般若智慧，您這樣說的話，會得罪很多所謂的知識分子，他們為了自尊，一定會不認同您的說法。

A 這是文字障礙，您要說博士、教授、法師的學問好、知識高，便說他們是有智慧的人，這也沒有什麼不可以，只是每個人認定標準不同的問題。

用意識學問學佛，所求的是學問。學問並不能獲得禪定成果，學識求法就是「所知障」，佛責備阿難以心求法就是一個明顯的例子。般若智慧由自性生，禪宗六祖惠能沒讀書且不識字，從禪定中獲得見性，能傳一切法也是一例。

Q 老師，社會上很多心靈空虛的人在追求心靈開導，您的看法應該如何解決？

A 口乾舌燥，是身體肝火出現問題，應該找醫生治療，消除肝火。追求喝一杯清涼水，心中只能暫時性的清涼一下，這是在欺騙自己。

《金剛經》說佛有五眼，肉眼、天眼、慧

眼、法眼、佛眼。人類只有肉眼，若想透過肉眼解讀聖人任何經典，獲得心靈上的滿足，就必須理解喝一口清涼水，心中只能暫時的清涼一下，不可能解決心中一切煩惱苦的問題。若是想用喝一口清涼水的學習態度，去追求心靈的無上智慧，這是永遠辦不到的事。

奧修的文學見地，對《道德經》內容自有其獨特精湛的見地，讓一些心靈空虛的人閱讀後，內心會出現一定的滿足感。但他只談及「道」美麗的外貌，並沒有窺見道內部的精髓。教育人如何修道，獲得開悟成果，由自證自悟，才是最好的解決辦法。

所以奧修讓大家看到的就是「道」美麗的外貌，而不是道真實相的精髓，這對每一個人的悟與不悟一點關係都沒有，完全是在吸收別人的智慧，沒有自己的智慧，就好像喝一口清涼水暫時解渴而已。

人類的心動是煩惱根源，心永遠不能安定，無法滿足現況。禪宗二祖慧可追求心靈上的安定是錯誤的觀念，達摩祖師請他把心拿出來安，慧可悟出其中的道理，唯有住心、止心才是解決一切煩惱唯一的方法。全真教丘真人說：「佛門禪定，初禪念住，二禪息住，三禪脈住，四禪滅盡。」修初禪第一關就是要求念住，練功入定，殺意識留元神，斷絕無明念來干擾，由一切住入定、靜、安、慮、得。

Q 老師，學修行禪定功夫能不能獲得成果，最重要的訣竅在哪裡？

A 佛曰一乘，道曰得一。陰陽能不能達到歸一平衡的效果，是修行、練禪定功夫者必備的重要條件。

有一位學生提出一個意見，說我為什麼一直強調要修觀身法門，不談一談觀音法門？他怕我過於強調觀身的觀念，會引起多數佛教唸佛修觀音法門的佛門弟子反彈，不能接受我的看法。

Q 老師，觀世音菩薩不是修學觀音法門獲得成就的嗎？現在有很多佛門弟子修學淨土唸佛法門，密宗修唸咒法門，您為什麼不提一點有關淨土唸佛法門、密宗唸咒法門的因緣道理，只談到觀無量壽佛身？

A 我的回答很簡單，無量壽佛願力，十方世界所有眾生令生我剎。從「令生」這一句話，已經證明一切眾生都是無量壽佛的化身，眾生最後終要歸依西方淨土。。

依同頻類聚的道理，眾生若能引生西方淨土，就與無量壽佛同一平等性，眾生與無量壽佛不二，如果眾生不能擁有西方淨土同一平等頻率，就不能往生西方淨土。

《觀無量壽佛經》說觀世音菩薩是無量壽佛兩大協力之一，也是引度一切眾生往生西方淨土成佛的菩薩。

唸佛、唸咒，由喉音聲波振動音聚頻率，由音聚轉為氣聚，再由氣聚轉為光聚，由光音聚放之間，一一組合成光音天、光音世界，完成光明世界，這就是成就佛的光明身，從光明世界觀見自己的光明法身。

有身才會有聲音，能觀身就能觀音。也就是說，能觀音，必須要有身的存在，所以能觀音者必能觀身。

國家圖書館出版品預行編目資料

此生必學丹田拍打功：練氣養生原理實證大公開 ／
陳永達著. -- 初版. -- 臺北市：商周出版：家
庭傳媒城邦分公司發行, 2012.03
面 ； 公分. -- (商周養生館；29)
ISBN 978-986-272-134-6(平裝)

1.氣功 2.經穴 3.養生

413.94　　101003351

商周養生館 29X

此生必學丹田拍打功(改版)：練氣養生原理實證大公開

作　　者／陳永達
企畫選書／彭之琬
責任編輯／林淑華

版　　權／黃淑敏、吳亭儀、劉瑢慈
行銷業務／周佑潔、黃崇華、張媖茜
總 編 輯／黃靖卉
總 經 理／彭之琬
發 行 人／何飛鵬
法律顧問／元禾法律事務所王子文律師
出　　版／商周出版
台北市104民生東路二段141號9樓
電話：(02) 25007008　傳真：(02)25007759
E-mail：bwp.service@cite.com.tw
發　　行／英屬蓋曼群島商家庭傳媒股份有限公司城邦分公司
台北市中山區民生東路二段141號2樓
書虫客服服務專線：02-25007718；25007719
服務時間：週一至週五上午09:30-12:00；下午13:30-17:00
24小時傳真專線：02-25001990；25001991
劃撥帳號：19863813；戶名：書虫股份有限公司
讀者服務信箱：service@readingclub.com.tw
城邦讀書花園 www.cite.com.tw
香港發行所／城邦（香港）出版集團
香港灣仔駱克道193號東超商業中心1樓_ E-mail : hkcite@biznetvigator.com
電話：(852) 25086231　傳真：(852) 25789337
馬新發行所／城邦（馬新）出版集團【Cite (M) Sdn. Bhd.】
41, Jalan Radin Anum, Bandar Baru Sri Petaling,
57000 Kuala Lumpur, Malaysia.
電話：(603) 90578822　傳真：(603) 90576622

封面設計／李東記
版面設計／林曉涵
內頁插圖／黃建中
印　　刷／前進彩藝有限公司
經 銷 商／聯合發行股份有限公司 電話：(02) 29178022 傳真：(02) 29110053

■2012年3月13日初版　　Printed in Taiwan
■2020年10月19日二版1.8刷
定價320元

城邦讀書花園
www.cite.com.tw

 ISBN 978-986-272-134-6

商周出版

廣	告	回	函
北區郵政管理登記證			
北臺字第000791號			
郵資已付，免貼郵票			

104 台北市民生東路二段141號2樓

英屬蓋曼群島商家庭傳媒股份有限公司城邦分公司 收

請沿虛線對摺，謝謝！

商周出版

書號：**BUD029X** 書名：此生必學丹田拍打功(改版) 編碼：

請於此處用膠水黏貼

商周出版

讀者回函卡

感謝您購買我們出版的書籍！請費心填寫此回函卡，我們將不定期寄上城邦集團最新的出版訊息。

不定期好禮相贈！
立即加入：商周出版 Facebook 粉絲團

姓名：＿＿＿＿＿＿＿＿＿＿ 性別：☐男 ☐女

生日：西元＿＿＿＿年＿＿＿＿月＿＿＿＿日

地址：＿＿＿＿＿＿＿＿＿＿

聯絡電話：＿＿＿＿＿＿＿＿ 傳真：＿＿＿＿＿＿＿＿

E-mail ：＿＿＿＿＿＿＿＿＿＿

學歷：☐ 1. 小學 ☐ 2. 國中 ☐ 3. 高中 ☐ 4. 大學 ☐ 5. 研究所以上

職業：☐ 1. 學生 ☐ 2. 軍公教 ☐ 3. 服務 ☐ 4. 金融 ☐ 5. 製造 ☐ 6. 資訊
☐ 7. 傳播 ☐ 8. 自由業 ☐ 9. 農漁牧 ☐ 10. 家管 ☐ 11. 退休
☐ 12. 其他＿＿＿＿＿＿＿＿

您從何種方式得知本書消息？

☐ 1. 書店 ☐ 2. 網路 ☐ 3. 報紙 ☐ 4. 雜誌 ☐ 5. 廣播 ☐ 6. 電視
☐ 7. 親友推薦 ☐ 8. 其他＿＿＿＿＿＿＿＿

您通常以何種方式購書？

☐ 1. 書店 ☐ 2. 網路 ☐ 3. 傳真訂購 ☐ 4. 郵局劃撥 ☐ 5. 其他＿＿＿＿

您喜歡閱讀那些類別的書籍？

☐ 1. 財經商業 ☐ 2. 自然科學 ☐ 3. 歷史 ☐ 4. 法律 ☐ 5. 文學
☐ 6. 休閒旅遊 ☐ 7. 小說 ☐ 8. 人物傳記 ☐ 9. 生活、勵志 ☐ 10. 其他

對我們的建議：＿＿＿＿＿＿＿＿＿＿

＿＿＿＿＿＿＿＿＿＿

＿＿＿＿＿＿＿＿＿＿

請於此處用膠水黏貼